Heil-Eurythmie

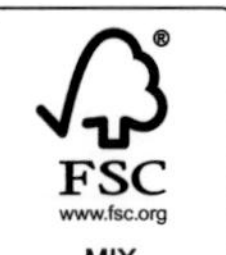
FSC
www.fsc.org
MIX
Papier aus verantwortungsvollen Quellen
Paper from responsible sources
FSC® C105338

Sabine Petersen

Heil-Eurythmie

Eine kurze Einführung in die

anthroposophische Bewegungstherapie

Bibliografische Information der Deutschen Nationalbibliothek:
Die Deutsche Nationalbibliothek verzeichnet diese Publikation in der Deutschen Nationalbibliografie; detaillierte bibliografische Daten sind im Internet über http://dnb.dnb.de abrufbar.

Herstellung und Verlag: BoD – Books on Demand
*ISBN: 978-3-**8482-2348-0***

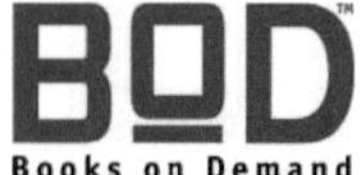

Inhaltsverzeichnis

Einleitung

Immer wieder werde ich gefragt: “Gibt es denn nicht etwas einfaches über die Heileurythmie zu lesen, etwas, was jeder verstehen kann, auch wenn man noch keine Eurythmie gemacht hat?”
Ich konnte nur verneinen, die vorhandene Literatur war den Fragern oft zu kompliziert. Daher habe ich nun versucht, ein Büchlein zu schreiben, das dem Bedürfnis, sich schnell über diese Therapieform zu informieren, entgegenkommt. Es ist so konzipiert, dass es einfach anfängt und ganz allmählich immer komplexer und umfassender wird. So kann man als Leser selbst bestimmen, wie intensiv man sich mit der Heileurythmie beschäftigen möchte.
Es ist mir natürlich wichtig zu erwähnen, dass eine kurze Beschäftigung mit der Heileurythmie anhand dieses Textes, zumal wenn man nur die ersten Kapitel liest, dem Wesen und der Komplexität der Heileurythmie nicht gerecht wird. Diese Texte können die erlebte, selber gemachte Erfahrung mit der Heileurythmie nicht ersetzen. Erst im eigenen Erleben der Heileurythmie mit einer/em Heileurythmistin/en können sich die Möglichkeiten dieser Therapie richtig erschließen.

Ich werde fortan ausschließlich von Heileurythmistinnen sprechen, und schließe die männlichen Kollegen natürlich dabei ein.

Heileurythmie........?

- Hat das nicht was mit Waldorfschule zu tun?
- Haben die nicht immer solcher Schleier an?
- Das ist doch nur etwas für Anthroposophen!
- Ist das nicht so was Ähnliches wie Tai Chi?
- Ich bin sicher nicht sportlich genug dafür!
- Das hat irgendwas mit Steiner zu tun.
- Da tanzt man doch seinen Namen!
- Das hilft sicher nur bei Bewegungsstörungen!
- Ich bin so unrhythmisch, das ist nichts für mich!
- Wie funktioniert das eigentlich?
- Bei welchen Krankheiten hilft das?

Heute gibt es Heileurythmie in jeder mittelgroßen deutschen Stadt, und in vielen kleinen auch. In fast jeder der über 130 Waldorfschulen Deutschlands gibt es eine Heileurythmistin, in Kliniken, Sanatorien und heilpädagogischen Einrichtungen wird intensiv mit Heileurythmie gearbeitet. Tausende Patienten haben Heilung bzw. Linderung ihrer Leiden durch die Heileurythmie erlangt.

Und doch gibt es so viele unklare Vorstellungen von ihr.

Dieses Büchlein soll helfen, Klarhcit zu schaffen, und die Heileurythmie verständlich und überschaubar dem interessierten Leser vorstellen.

Grundelemente der Heileurythmie

1. Laute – Bewegung

Die Sprache aller Völker setzt sich aus verschiedenen Lauten zusammen, es gibt mehr vokalische Sprachen, die sehr melodiös klingen, z.B. das Italienisch oder mehr konsonantische, die konturierter klingen, z.B. das Tschechische. Das Italienische eignet sich sicher gut für Liebeslieder, das Tschechische eher zum Besingen von Heldentaten. Dennoch liegen allen Sprachen dieselben Laute zu Grunde, jede Sprache entwickelt einige spezielle Laute, wie z.B. das TH im Englischen, das anders auch im Spanischen vorkommt, im Deutschen aber nicht.
Die Laute der Sprache haben einen universellen Charakter. Jeder Mensch bedient sich ihrer, um sich mitzuteilen, um mit anderen Menschen im Kontakt zu sein.
Die Laute erklingen in der Luft, werden durch Schwingungen der Luft getragen. Es gibt Untersuchungen bei denen mit Hilfe von Rauch, in den man die einzelnen Laute spricht, verschiedene Formen sichtbar gemacht werden, die den jeweiligen Lauten entsprechen. Da kann man sehen, wie die einzelnen gesprochenen Laute den Rauch durch ihre Luftbewegungen ganz unterschiedlich formen. Andere Untersuchungen beschäftigen sich damit, dass beim Sprechen verschiedener Laute sich die Strömungsart des venösen Blutes im Menschen verändert. Es gibt also ganz feine, unmerkbare Bewegungen in der Luft oder in uns, wenn wir sprechen.
In der Eurythmie werden nun die Laute mit Armbewegungen dargestellt, aber eigentlich nicht nur als Armbewegungen, sondern als Seelenbewegungen, denen die Arme Ausdruck verleihen, wie wenn man bei Freude die Arme in die Luft wirft. Jeder Laut der Sprache hat eine eigene Bewegung, die vor allem auch eine Bewegung der Seele ist. Man kann sie empfinden und nachvollziehen, wenn man sich fühlend und erlebend mit der Lautqualität beschäftigt. Wenn im Folgenden die einzelnen

Laute besprochen werden, ist es daher wichtig, dass Sie möglichst intensiv empfindend die Laute kennenlernen und sie innerlich nachvollziehen, oder vielleicht sogar mit den Armen die Gebärde ausprobieren.

2. Vokalerleben aus dem Empfinden

Die Vokale sind die Selbstlaute, so genannt, weil sie der Sprache den Klang verleihen. In diesem Tönen der Vokale kann man erleben, wie es einem Menschen geht, bei heftigen Emotionen bedient er sich der Interjektionen, wie iiii-gitt, oooh wie lieb, aaah, äh-bäh, uuah, aua usw., die alle fast rein vokalischen Charakter haben. Dadurch kann man unmittelbar sein Erleben nach außen bringen.
In den Vokalen spricht sich die Seele direkt aus.

Das A
Das A spricht sich am einfachsten, man macht nur den Mund weit auf, und tönt heraus. Das A tritt dann auf, wenn wir erstaunt sind, wenn uns Eindrücke der Außenwelt überwältigen, man öffnet sich ganz weit, Augen Ohren, Mund, Gebärde, alles ist weit geöffnet in der A-Stimmung. So ist die eurythmische Gebärde auch weit und offen; ein Öffnen und Strecken der Arme im Staunen.

Das E
Nach der offenen A-Gebärde bedeutet das E ein sich verschließen, abgrenzen, zu sich kommen, sich auf einen Punkt bringen. Die Gebärde ist das Kreuzen der Arme wie man es z.B. auch im Schreck macht, um sich vor etwas zu schützen, um etwas abzuwehren. Aber auch das Verschränken der Arme und Beine im Alltag ist eigentlich eine etwas abwehrende E-Gebärde.

Das I
Nachdem das E den Menschen zu sich gebracht hat, eine Konzentration bedeutete, kann man mit dem I von da aus hinaus strahlen, sich selbstbewusst in die Welt stellen. Man streckt einen Arm nach oben (es ist letztlich in alle Richtungen mög-

lich), wächst quasi über sich hinaus. Dabei stellt man sich als Persönlichkeit sichtbar dar, kein Verstecken ist mehr möglich, wie noch im E. Das I hat mit Licht zu tun, mit dem Licht z.B. das man nicht unter den Scheffel stellen sollte, oder dem inneren Licht, das einem die Aufrechte schenkt.

Das O

Oooh, das ist ein ganz liebevoller Laut, kann auch mal mit Erstaunen gepaart sein, aber meistens fühlt man Anteilnahme, Mitleid, oder findet einfach irgend etwas süß oder ist beeindruckt. Unsere Seele lässt ganz viel Wärme hinausströmen, man hüllt das Liebe da draußen mit seiner eigenen Liebe ein. Die Lautgebärde ist daher rund und warm, mit den Armen einen Kreis bildend.

Das U

Uuuh, das sagt man, wenn es unheimlich oder kalt ist. Dabei zieht man sich zusammen, Arme und Beine ganz eng aneinander gepresst. Auch wenn man sich im Dunkeln fürchtet macht man U. So ist auch die eurythmische Gebärde, man hält die Arme ganz eng parallel zueinander, oder legt sie sogar ganz aneinander, sodass es sich ganz eng anfühlt.

Wie Sie sehen, haben die Vokalgebärden eine gewisse Ähnlichkeit mit den groß geschriebenen Lauten:

A = Winkel
E = Kreuz
I = Gerade
O = Kreis
U = Parallelen

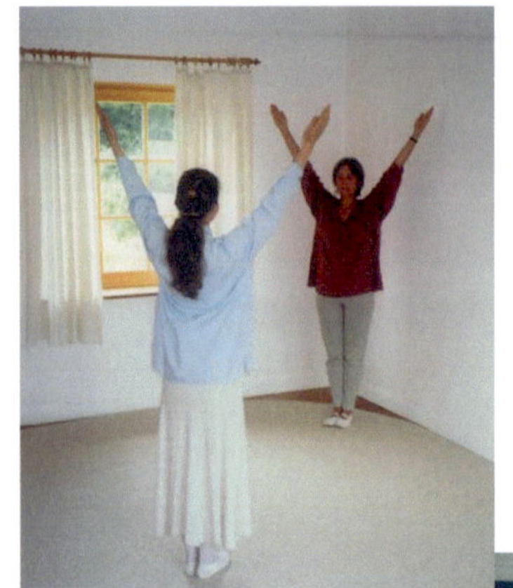

Das „A“

Das „Geschicklich-keits-E“

Das „I“

3. Konsonantenerleben aus den vier Elementen

Die Konsonanten sind die sogenannten Mitlaute, viele von ihnen brauchen einen Vokal, oder zumindest etwas Stimmhaftes um überhaupt aussprechbar zu sein, z.b. das H oder das T. Sie haben darüber hinaus die Tendenz eher etwas außen Liegendes, eine Bewegung oder ein Geräusch der uns umgebenden Welt zu beschreiben. Wenn ein Kind, das noch sprechen lernt, ein Auto vorbeifahren sieht oder hört, sagt es Brumm-Brumm, und ahmt damit das Geräusch des Autos nach. Viele der kindlichen Wortschöpfungen lassen einen engen Zusammenhang zwischen dem, was das Kind bezeichnen will, und den Lauten die es gebraucht , erkennen. Das Kind geht quasi mit seinem Erleben und Empfinden in die Welt hinaus, ahmt die Bewegungen, Geräusche, Formen, Gerüche usw. der Umwelt nach und formt daraus sehr lautmalerische Begriffe, die sich dann allmählich unseren Sprachkonventionen anpassen. Alte Sprachen oder Dialekte sind oft dem Erleben des ursprünglichen Wesens der Laute in den Begriffen zugänglicher.

Um eine gewisse gesetzmäßige Ordnung in die Fülle der Konsonanten herein zu bringen, beschreibe ich jetzt die einzelnen Lautbewegungen in vier Qualitätsgruppen, entsprechend den vier Elementen: Erde, Wasser, Luft, und Feuer.

Das Erdenelement und seine Laute

Mit Erde bezeichnen wir in diesem Zusammenhang alles, was eine klare, feste Form hat, was Schwere hat und aus anfassbarer Substanz besteht. Die besten Repräsentanten sind die Mineralien, Kristalle, aber auch Organe oder Substanzen aus dem lebendigen Bereich, die dann aber eine besonders feste, stabile Struktur aufweisen. So könnte man eine alte, knorrige Eiche dem Erdelement zuordnen, im Vergleich zu einer eher luftigen Birke.

Die Laute die zu diesem Element gehören haben alle etwas Festes, Klares und Konturiertes, wir nennen sie die Stoßlaute: T, D, G, K, P, B. Wenn sie diese Laute ohne mittönenden Vokal aussprechen, enden sie abrupt, sind nicht wie L z.B. lange weiter zu sprechen. So haben die eurythmischen Gebärden dieser Laute immer eine recht kräftige, dynamische Vorbewegung, die sich dann aber mehr oder weniger rasch zu einer Form verdichtet. Die in der Heileurythmie häufig vorkommenden Laute möchte ich jetzt im einzelnen beschreiben, wobei berücksichtigt werden muss, dass diese Beschreibungen immer nur Andeutungen sein können, die , um das Bild deutlicher zu machen evtl. auch etwas vereinfacht sind.

Das B: Dabei müssen wir uns etwas Einhüllendes vorstellen, was einen wie ein warmer Mantel umgibt, den man mit beiden Händen und Armen dicht um sich herum legt. In der eurythmischen Gebärde lässt man dann zwischen sich und dem Mantel noch ein wenig Platz, sodass eine Gebärde entsteht die aussieht, als ob man einen Säugling auf dem Arm hält. Mit der dazu gehörigen Liebe und Wärme kann man auch diese B-Gebärde begleiten: "Ich behüte dich, ich beschütze dich, oder mich".

Das G: Dieses steht in einem gewissen Gegensatz zu B, es ist eine Gebärde, die sich Platz verschaffen will, die evtl. etwas wegschiebt und den eigenen Raum vergrößert. Als Stimmung gehört zu dieser Gebärde: "Geh weg!"

Das K: Man fühlt Kraft in den Armen, die bei einer stark geformten Bewegung fast wie bei einem Karate Schlag geführt werden.

Das D: Stellen sie sich vor, ein würdevoller, älterer Herr setzt sich auf einen Stuhl, und legt in diesem Falle die Arme und Hände sehr gewichtig und bedeutend auf die Armlehnen, dann kann man den Eindruck bekommen: So, nun ist er da! Diese Geste kann man natürlich auch weiter nach unten machen, aber es gehört zum D ein gewisses gewichtiges Ankommen, Da-Sein.

Das Wasserelement und das L und M

Mit dem Element Wasser wird alles beschrieben was fließt und strömt und dadurch auch in Wandlung ist. Ein ruhig dahin fließender Strom, der Rhein z.B., aber auch ein kleineres Bächlein, das glucksend über Steine plätschert. Wir können aber auch das, was im Menschen strömt und fließt dem Wasserelement zuordnen. Empfinden Sie sich für einen Moment wie steif und festgefroren und dann allmählich als auftauend, fließend werdend, so bekommen sie ein Gefühl für die Qualität des Wassers. Dem entspricht lautlich
Das L, ein Laut, den man immer weiter sprechen kann, den man auch wenn man ihn zu schreiben lernt immer wieder in seinen Schlaufen üben kann. Die Gebärde ist wie das kontinuierlich strömende Wasser eines Springbrunnens, indem sie in der Mitte aufsteigt, dann die Hände und Arme nach außen wie aufblühend öffnet und dann allmählich wieder außen herab führt.

Das M ist ein Laut, der Festes und Wässriges verbindet, der dem Festen hilft geschmeidig zu werden. So könnte man von diesem Gesichtspunkt sagen, das M ist die Bewegung mit der man Teig knetet, die trockenen Substanzen und die feuchten gut durchmischt. Die Gebärde ist wie ein einfühlsames Durchdringen und Durchtasten der Luft oder auch einer Flüssigkeit, wobei die ganzen Handflächen zu Fühlorganen werden.

Das Luftelement und das R und H

Stellen Sie sich einen großen, schön zusammengekehrten Laubhaufen vor, in den plötzlich ein heftiger Windstoß fährt, dann haben sie in den spiralig aufwirbelnden Blättern ein gutes Bild für das R, und in dem Geräusch der trockenen Blätter das, was wir treffend als Rauschen bezeichnen. Das R kann man förmlich in den Blättern hören, die Bewegung der Blätter brauchen wir nur mit den Armen nachzuahmen, schon wirbeln sie in der eurythmischen R-Gebärde. Das Luftelement bezeichnet

alles was gas-luftförmig ist, Leichte hat, sich ausdehnt und sehr beweglich ist. In der deutschen Sprache haben wir viele Wörter, die ganz lautmalerisch das R verwenden, z.B. rennen, rollen, Rad, reiten, usw.
Mit dem H wirft man alle Gewichte von sich, alle Belastungen lässt man hinter sich. Die Arme, die man vorher kurz in der Körpermitte zusammengeballt hat werden mit einem Ruck nach außen geworfen. H kann aber auch ganz leicht sein, so wie wenn man mit einem leichten Stoß die Schirmchen eines Löwenzahns in die Luft pustet.

Das Feuerelement und seine Laute

Aufloderndes, züngelndes Feuer, die Funken fliegen, Flammen flackern, es zischt, siedet und braust, und Asche bleibt übrig; schon in der Beschreibung dieses Bildes benutze ich viele der Feuer-Laute: S, Z, F, SCH. Dieses Element bezeichnet alles was mit Wärme zu tun hat, d.h. auch Wärme-Prozesse im menschlichen Körper.

Das F: Lassen Sie mit Ihren Armen und Händen die Funken fliegen, als ob sie aus Ihren Fingerspitzen heraus stöben, und verfolgen Sie dann gelöst den Weg der Funken, dann machen sie eine Art F-Gebärde. Wenn Sie etwas aus dem FF können, dann können sie das gelöst und souverän von sich geben.

Das S: Beobachten Sie, wie eine Flamme zum Himmel züngelt, in schnellen, gewundenen Bewegungen hinauf, oder wie ein Herbstblatt langsam und sanft in Schlangenlinien zur Erde segelt, beide Bewegungen entsprechen der S-Gebärde, einmal kraftvoll-dynamisch, einmal beruhigend-langsam. Beide Qualitäten gehören zum S, so wie zum Feuer die Asche gehört.

Das SCH: Nun müssen Sie sich vorstellen, Sie seien ein Magier und würden mit beschwörenden, horizontal drehenden, aufsteigenden Bewegungen einen Topf z.B. dazu bringen Rauch oder Schaum hervorquellen zu lassen. Wenn Sie der Bewegung ein bisschen Fahrt verleihen haben sie ein gutes Bild von der SCH-Bewegung der Eurythmie.

4. Lautgebärden in der Heileurythmie

In der HE werden immer nur einzelne Laute, diese aber intensiv, wiederholend und mit verschiedenen Varianten geübt, sodass durch die Konzentration die entsprechende Lautkraft ihre Wirksamkeit entfalten kann.

Wurden die eurythmischen Gebärden bisher als Armbewegungen beschrieben, so werden in der Heileurythmie alle Lautbewegungen auch mit den Füssen und Beinen gemacht, aber auch ganz klein mit den Händen und Fingern oder sogar in bestimmten Fällen mit dem Kopf.

Darüber hinaus gibt es für alle heileurythmischen Konsonanten eine spezielle Beinbewegung, die die Wirksamkeit der Laute für den Organismus noch verstärkt. Außerdem ist es ein großer Unterschied, ob man alle Bewegungen z.B. hoch über dem Kopf ausführt, oder sie ganz unten, oder gar hinter dem Rücken macht. So hat man ein ganzes Spektrum an Bewegungsmöglichkeiten, die im Rahmen eines Lautes geübt und allmählich gelernt werden können, wobei die Art der Lautgestaltung vom jeweiligen Krankheitsbild, oder auch von den Fähigkeiten und Kräften des Patienten abhängig ist.

An je einem vokalischen und konsonantischen Beispiel möchte ich diese Verwandlung der Lautgebärden in heilkräftige Bewegungen verdeutlichen.

Wenn ein Patient das E üben soll, dann wird er die Arme, Hände oder Beine kreuzen, während die Heileurythmistin den Laut ausspricht. Manchmal helfen Bilder (z.B. dass man sich schützen oder eine Grenze setzen will) eine intensivere Empfindung der Gebärde zu bekommen. Nach einiger Zeit wird auch die Übereinstimmung der Gebärde mit dem ausgesprochenen Laut erlebbar. Dann kann eine ganze E-Komposition erlernt werden, indem man zunächst 7 E-Gebärden mit den Armen macht, die erste hoch über dem Kopf, dann immer weiter hinunter und anschließend die Arme überkreuzt immer wieder hinauf und hinunter bewegt. Danach werden immer wiederholt die Beine gekreuzt, wobei man auch noch auf die Zehen gehen kann oder mit gekreuzten Beinen hüpfen kann. Wenn man nun die beschriebene Folge der Armbewegungen wiederholt, hat man mindestens 21 mal E gemacht. So kann das E seine Heilkraft entfalten. Man könnte aber auch mit verschiedenen Rhythmen E machen, dazu auch laufen oder springen, das wird immer individuell entschieden.

Das L ist ein sehr häufig angewandter Konsonant. Wie beim E wird die Bewegung erst einmal kennengelernt, man fühlt sich in das wässrige Element ein, und sehr häufig wird schnell eine erleichternde, befreiende oder lösende Wirkung empfunden. Das kann u.U. dadurch vertieft werden, dass eine weiche schwingende Form dazu gelaufen wird, oder die L-Gebärden allmählich wachsend geübt werden. Um die Wirkung auf den Organismus zu intensivieren, z.B. wenn man auf die Motorik des Darmes wirken will, muss noch eine ganz spezielle Beinbewegung hinzugefügt werden. Man hat die Füße etwa einen Fußbreit auseinander, und bringt die Knie zusammen, d.h. man macht X-Beine. Dadurch entsteht eine Konzentration im unteren Organismus, die durch einen Hüpfer in dieser Stellung bei gleichzeitiger L-Gebärde noch verstärkt wird.

Das hört sich jetzt alles sehr schwierig und kompliziert an, aber es wird ja in jedem Falle immer auf die Möglichkeiten des Patienten Rücksicht genommen, und gegebenenfalls die Übung vereinfacht.

5. Weitere Bewegungselemente

Vokale und Konsonanten sind die wichtigsten Elemente der Heileurythmie. Darüber hinaus gibt es noch eine Vielzahl anderer Komponenten, die in der HE angewendet werden:

a) Rhythmen
b) Formenlaufen
c) Stab- und Kugelübungen
d) Dreiteiliges Schreiten
e) Ballen und Lösen

a) Das Lied " Hänschen klein, ging allein..." kennt jeder. Wenn Sie nur den Anfangsrhythmus klatschen, haben Sie einen aufmunternden Rhythmus, der einen in Bewegung versetzt: kurz-kurz-lang, kurz-kurz-lang... Viele Weihnachtslieder, z.B. "Joseph, lieber Joseph mein..." beginnen mit einer Länge, in diesem Falle: lang-kurz, lang-kurz, lang-kurz, lang...Dieser Rhythmus beruhigt eher, da die Länge den Schwerpunkt bildet. So gibt es verschiedene Rhythmen, die ganz verschieden wirken, wenn man sie z.B. läuft, klatscht oder dazu eine Kugel bewegt.

b) Wenn Sie sich ganz stark und streng aufrecht hinstellen, und dann einen geraden Weg nach vorne gehen, geradeso als wollten sie jemandem deutlich die Meinung sagen, hat das eine andere Wirkung auf Sie, als wenn sie etwas verschämt und unsicher einen gewundenen Weg laufen. Wenn Sie jetzt das Verschämte, bzw. das Selbstsichere weglassen, können Sie merken, dass ein gerade gelaufener Weg Sie stärkt, ein gebogener Weg Sie nicht direkt schwächt, aber weicher und fließender macht. Jede geometrische Form kann so ganz spezielle Wirkungen ausüben.

c) Wir verwenden in der HE Kupferstäbe um Übungen, die u.a. die Geometrie des Körpers und wie er sich in die drei Raumesrichtungen stellt, bewusst machen. Kupferkugeln, die genau in die Hand passen, und sich ganz schnell erwärmen, werden wie oben schon angedeutet zu Rhythmusübungen verwendet, in dem man sie bei den Kürzen in den eigenen Händen hin und her gibt, bei den Längen dem Anderen. Mit den Stäben, die dann aber geworfen werden, können auch rhythmische Übungen gearbeitet werden.

d) Die Urgebärde des aufrechten, menschliches Ganges wird beim dreiteiligen Schreiten sehr bewusst und erlebbar. Die Seele kann sich mit dem Schreiten dadurch verbinden, dass man das Entschlossene beim Heben des Fußes, das freie Tragen in der Luft, und das gefühlvolle verbinden des Fußes mit der Erde in einer harmonischen Bewegung übt.

e) Die Urgebärde des Rhythmus ist das Atmen. Gutes, tiefes Atmen ist eine Voraussetzung für gesundende Prozesse. So gibt es eine Übung bei der man nun nicht das Atmen selbst übt, sondern die Grundgebärde des Atmens, das Weiten und Zusammenziehen, das Öffnen und Schließen, das nach außen Lösen und nach innen Zusammenballen. Diese Bewegung wird mit den Armen verschieden groß ausgeführt, sodass der ganze Brustraum in ein rhythmisches Bewegen kommt.

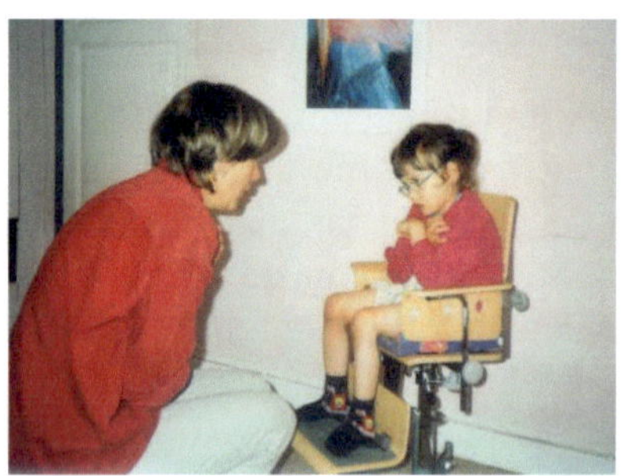

Ballen und Spreizen im heilpädagogischen Kindergarten

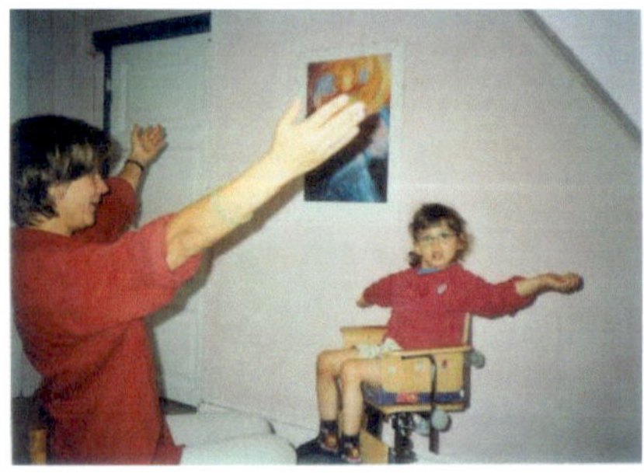

6. Heileurythmie mit musikalischen Elementen

Die bisher dargestellten Bewegungen der Heileurythmie waren fast ausschließlich Elemente der Sprache. Insgesamt möchte ich die musikalischen Aspekte der HE etwas kürzer und allgemeiner besprechen, da sie noch schwerer theoretisch nachzuvollziehen sind und in der Praxis auch seltener angewendet werden.

Grundsätzlich können fast alle Phänomene der Musik, also Melodie, Rhythmus, Takt, Intervalle und Harmonien in der HE in therapeutische Bewegungen verwandelt werden. So wie die Seele mit einer Melodie hinaufschwingt oder in tiefe Tiefen hinabsteigt, kann man auch mit den Armen diese Seelenbewegung mitmachen, und dadurch wiederum eine Wirkung bis in seinen Leib hinein anregen. Musikalischer Rhythmus und Takt werden vor allem durch verschiedene Arten des Laufens zur Wirkung gebracht. Die Intervalle haben entsprechend ihrer verschiedenen Erlebnisqualität ganz differenzierte Bewegungen und Wirkungen. Dasselbe gilt für die Harmonien, wobei vor allem der Unterschied zwischen dem ausstrahlenden Dur und dem sich zurückziehenden Moll geübt werden kann.

Insgesamt haben die musikalischen Elemente eher lösenden Charakter. Es gibt einige Krankheitsbilder bei denen sie besonders hilfreich sind, oft werden sie aber im Rahmen einer HE-Behandlung nur als Einstieg in die Eurythmie, um überhaupt in ein freies Bewegen zu kommen, verwendet.

Wie sieht die HE-Behandlung praktisch aus?

7. Beginn und Verlauf der Behandlung

Die Heileurythmie kann nur angewendet werden, wenn eine Ärztin, ein Arzt oder Heilpraktiker/in sie verordnet hat. In aller Regel werden es anthroposophisch orientierte Ärzte oder Heilpraktiker sein, die HE verordnen, man kann aber auch mit anderen Ärzten, z.B. naturheilkundlich arbeitenden ins Gespräch kommen, sodass sie HE verordnen.

Wenn Sie als Patientin oder Patient (oder für Ihre Kinder) Kontakt zur Heileurythmistin aufgenommen haben, wird sie entweder gleich das Gespräch mit dem verordnenden Arzt suchen oder nachdem sie Sie, bzw. Ihr Kind, ein wenig kennengelernt hat. In jedem Falle werden Arzt und Heileurythmistin im gemeinsamen Gespräch sich ein Bild von Ihrer Krankheit und Ihren Beschwerden machen. Auch Ihre Biographie, Lebensumstände, frühere Erkrankungen, und Ihre Konstitution können dabei eine Rolle spielen. Durch die verschiedenen Wahrnehmungen, die man als Arzt und Heileurythmistin hat, wird das Bild des Patienten umfassender. Davon ausgehend wird dann ein heileurythmischer Therapieansatz gefunden, der sich im Laufe der Behandlungen weiter entwickelt und verändern kann.

Wenn Sie zu Ihrer ersten HE-Behandlung kommen wird die Heileurythmistin einige allgemeine Übungen mit Ihnen machen, z.B. das Ballen und Lösen, das dreiteilige Schreiten, einen Rhythmus laufen, o.ä., um Sie in Ihren Bewegungen kennenzulernen. Wenn es ein eindeutiges, klares Krankheitsbild ist, werden sich die Übungen wahrscheinlich schneller für Sie persönlich spezialisieren. In jedem Falle ist es ein Prozess, der mehr oder weniger lange dauert, bis die richtige Folge an Übungen, bestehend aus Lauten, Formen, Rhythmen oder anderem gefunden ist.

Dabei ist es selbstverständlich, dass die Übungen so angelegt werden, dass Sie auch in der Lage sind diese zu lernen. Es gibt für alle Übungen eine Möglichkeit sie so zu machen, dass jeder einen Zugang dazu finden kann.

Eine Heileurythmiebehandlung dauert in der Regel 45 Minuten, es können aber nach Bedarf auch andere Zeiten gewählt werden. Nach den Bewegungsübungen ist es sinnvoll eine Zeit der Nachruhe anzuschließen, in der man sich am besten hinlegt. So können die aufgerufenen Kräfte eine Zeitlang auf den Organismus einwirken, ohne dass man ihn wieder z.B. in die Mechanik des Autofahrens einspannt.

Ein Behandlungszyklus sollte mindestens 10, besser 16 Behandlungen umfassen. Bei schwerwiegenderen Erkrankungen dauert die Behandlungszeit oft länger, oder es wird nach einer Pause weitergearbeitet. Manche Patienten können die Übungen nach Abschluss der Behandlung eine zeitlang alleine fortsetzen.

8. Wichtig, wichtig!! Das Üben

Wie bei einem Medikament hängt die Wirksamkeit der Heileurythmie zu einem großen Teil von der regelmäßig wiederholten Anwendung ab.

Das bedeutet für den Erwachsenen dass er täglich seine Übungen machen muss, dass er sich jeden Tag 10 – 30 Minuten durch das eigene Üben mit deren Wirksamkeit durchdringt. In der Arbeit mit der Heileurythmistin wird man so angeleitet, dass man immer genügend Sicherheit in den Bewegungen hat, sodass man sie selbständig ausführen kann.

Wenn Sie sich eine neue Fähigkeit erwerben wollen, z.B. Skat-Spielen, genügt es nicht, sich einmal die Spielregeln durchzulesen; Sie müssen immer wieder und wieder spielen, um allmählich besser zu werden. Genauso muss Ihr Organismus immer wieder neu daran "er-innert" werden, dass sich etwas verändern soll. Wie lange und wie häufig dieser ganze Prozess braucht, ist individuell ganz verschieden, so wie ja auch die Krankheiten manchmal recht neu aufgetreten sind, manchmal aber auch schon fast ein ganzes Leben lang ertragen wurden.

Nun sind diese Übungen ja so, dass man mit Leib und Seele dabei sein muss, d.h. man muss sich wirklich für eine Zeit konzentrieren und die entsprechenden Lautqualitäten beim Tun empfinden. Allein diese Selbstbesinnung und das Zur-Ruhe-Kommen ist für viele im hektischen Alltag sehr schwierig, aber desto heilsamer.

Wenn man in dieser Form geübt hat, wird die Heileurythmie zu einem heilsamen Prozess, indem die neu erübten Fähigkeiten und Qualitäten für weitere Schritte zur Gesundung genutzt werden können. Die Übungen modifizieren sich immer weiter, manchmal ohne dass sich in der sichtbaren Bewegung viel ändert. Durch diese allmähliche Erweiterung und Intensivierung der Übungen muss man beim Üben immer mit erneuter Aufmerksamkeit dabei sein. Dann kann die HE verändernd und verwandelnd bis in die Organe hinein wirken.

9. Warum ist die Heileurythmie gerade bei Kindern so hilfreich?

Wenn ein Kind auf die Welt kommt ist vieles an seinem kleinen, zarten Leib noch unvollkommen ausgebildet. Die

Knochen sind noch nicht verhärtet, die Atemfrequenz ist viel höher und viele Organe sind noch nicht voll ausgereift und haben noch nicht die Fähigkeit mit allen Kräften der Umwelt z.B. den Nahrungsmitteln umzugehen. Wenn man sich anschaut wie ein Kind wächst und sich die Proportionen des Körpers im Laufe der Kindheit verändern, wird deutlich, dass eine lebendige, quellende Kraft im Kind tätig ist, die die Grundlage für Gestaltung und Verwandlung bietet. So ist es auch nicht verwunderlich, dass dieser sich entwickelnde, wachsende Leib prozentual zum erwachsenen Körper wesentlich mehr Wasser enthält. So wie man weichen, feuchten Ton besser formen kann als trockenen, bröckeligen, so ist auch der weichere , wässrigere Körper des Kindes für die plastischen Kräfte der Heileurythmie empfänglicher. Die Bildekräfte der Laute, die, wie anfangs beschrieben z.B. Luftformen gestalten oder den venösen Blutstrom beeinflussen, haben eine innige Beziehung zu den Bildekräften des menschlichen Organismus.

10. Heileurythmie mit kleinen Kindern (0-3 Jahre)

Ganz kleine Kinder können selbstverständlich nicht selber heileurythmische Übungen durchführen. Dennoch gibt es verschiedene Möglichkeiten mit ihnen zu arbeiten.

Der Säugling ist noch ganz eng mit der Mutter verbunden, er fühlt sich noch ganz eins mit ihr. Daher ist es möglich, dass man intensiv mit der Mutter arbeitet, und damit auf das Kind wirkt. Die Heileurythmistin oder bei entsprechender Vorübung die Mutter können an dem Bettchen des Kindes die Übungen machen.

Man kann aber auch die Beine und Arme des Kindes in die Lautbewegungen führen. Auch ist es möglich mit dem Säugling auf dem Arm die entsprechenden Laute als Raumform oder Rhythmen zu laufen. Die Wirkung ist oft sehr intensiv, weshalb man als Heileurythmistin für diese Arbeit ein besonderes Einfühlungsvermögen benötigt.

11. Heileurythmie mit Kindergarten- und Schulkindern

In diesem Alter kann man die spontane Bewegungsfreude der Kinder gut aufgreifen und mit viel Hüpfen und Springen die Übungen erarbeiten. Dabei kann man erleben, dass die Kinder einen ganz natürlichen Zugang zu den Gebärden haben, weil sie der Urgebärde der Sprache noch näher sind, und das Bildhafte darin unmittelbarer empfinden können.

Je nach Alter der Kinder werden rhythmische Sprüchlein und Verse zu Hilfe genommen, in denen die für das Kind heilkräftigen Laute besonders häufig vorkommen:

U-U-U,
mach die Türen zu.
Kauz und Eule munkeln,
Uhu ruft im Dunkeln.
U-U-U,
mach die Türen zu.

Luftig, leichter
Schmetterling,
fliegt ganz leicht und
fliegt ganz flink…

Rolle hurtig rotes Rädchen,
schnurre rasch im Kreis herum

Mit diesen Sprüchen lernen die Kinder die Lautbewegungen kennen, als Brummbär kann man das B üben, und langsame Schritte machen; mit dem Mieze-Muze Kätzchen das M und auf sanften Pfoten schleichen; beim Mäuschen werden die Finger ganz flink und die Füße machen viele kleine Trippelschritte usw. Oft kann man aber auch erleben, dass die Kinder die Laute auch gerne ohne die Texte machen.

Kleinere Kinder ahmen alles nach, und so kann die Lautkraft ganz unmittelbar vom kindlichen Organismus aufgegriffen werden. Größere Kinder kann man zum selbständigen Üben anleiten, sodass sie z.B. jeden Abend vorm Schlafengehen ihre Übungen machen. Da ja die Heileurythmie immer einzelne Laute wählt um bei dem jeweiligen Patienten bestimmte Wirkungen zu erzielen, kann es für die Kinder auch manchmal mühsam und langweilig werden, die selben Übungen oft zu wiederholen. Von der Heileurythmistin wird da viel Phantasie und Lebendigkeit gefordert. Vor allem älteren Kindern hilft das Erlebnis, dass ihre Beschwerden durch die Heileurythmie gebessert werden eine längere Überiode durchzuhalten. Auch der Nebeneffekt, dass die Schulleistungen sich oft steigern, motiviert manche Kinder, die Heileurythmie weiter zu üben.

12. Heileurythmie mit körperbehinderten Menschen

Es gibt so gut wie keine körperliche Behinderung, die eine heileurythmische Behandlung nicht erlauben würde. HE ist im Stehen, Sitzen und Liegen durchführbar. Nun sind die Ursachen einer Körperbehinderung ja sehr vielfältig, und müssen dementsprechend auch verschieden gesehen und behandelt werden, dennoch gibt es einige allgemeine Aspekte.

Bei der Lähmung eines Armes z.B. als Folge eines Schlaganfalls, wird mit dem gesunden Arm geübt, und so gut es geht in den kranken hinein gefühlt. Allmählich kann der kranke Arm auch Bewegungen mitmachen. Da man ja bei allen Bewegungen sich ganz stark auch seelisch engagiert und eine bestimmte Empfindung in die Gebärde hineinströmen lässt, kann, weil das Gefühl und die Gebärde einen gesetzmäßigen Zusammenhang haben, dieses seelische Engagement sozusagen stärker werden als die neurologische Störung und Sensibilität und Beweglichkeit in den Arm zurückbringen. Manchmal ist es hilfreich, wenn die Heileurythmistin den kranken Arm oder das kranke Bein in die Hand nimmt, und entsprechend den Lautgebärden bewegt. Der Patient kann dabei die Lautqualität empfinden, und sie durch seine Aufmerksamkeit mit dem Bein oder Arm verbinden. Viele gelähmte Gliedmaßen fühlen sich kalt an, und sehen wie verlassen aus, als wenn sie zu dem jeweiligen Menschen gar nicht mehr dazu gehörten. Da kann man mit Hilfe der Eurythmie allmählich wieder Leben hineinbringen, eine wie heraus geschockte Seele, die beim Gesunden in den Gliedern wirkt, wieder herein locken. Das Umgekehrte ist der Fall, wenn z.B. bei einer spastischen Lähmung die Seele wie in den Gliedmaßen verhakt ist, da kann die HE mit lösenden Elementen helfen.

Immer geht es darum, einen ganzheitlichen Ansatz zu finden, z.B. dass bei einer Parkinsonschen Erkrankung der ganze Mensch wie in seinem unbeweglicher werdenden Körper eingesperrt ist, und sich immer schwerer als Individuum zeigen kann. Da muss man die allgemeine Bewegungsstörung lindern, aber auch dem ganzen Menschen helfen, seinen persönlichen Ausdruck zu finden.

13. Heileurythmie mit bettlägerigen Menschen

Wie oben schon erwähnt, kann die Heileurythmie auch im Liegen durchgeführt werden. Wenn Menschen entweder durch eine schwere Krankheit, Schmerzen oder durch das Alter so schwach und erschöpft sind, dass sie bettlägerig sind, und sei es nur für eine vorübergehende Zeit, dann sind sie meistens sehr empfindlich und sensibel für alles was mit ihnen gemacht wird. Wegen dieser Zartheit haben die eurythmischen Lautgebärden eine besonders intensive Wirkung, weshalb man häufig ganz kleine Bewegungen macht und viele Ruhepausen einlegt, in denen der Lautgebärde nachgespürt wird. Auch hier gilt, dass die Heileurythmistin u.U. Füße oder Hände des Patienten führen kann. Es kann für manche Menschen auch sehr harmonisierend und befreiend sein der Eurythmie zuzuschauen, die die Eurythmistin vormacht, und dann evtl. selber einige Bewegungen zu versuchen. Auch sterbende Menschen kann man auf diese Weise sehr schön begleiten.

Finanzierungsfragen

14. Wie viel kostet die Heileurythmie?

Wenn die HE im Rahmen eines Klinikaufenthaltes, einer Kur oder in der Waldorfschule gegeben wird sind die Kosten meistens durch die Institution abgedeckt. Bei ambulant erteilter HE sind die Kosten in Deutschland verschieden, liegen z.Z. (2012) um 42,- Euro für eine Behandlung von 45 Minuten Dauer. Für Kinder, die so lange noch nicht arbeiten können, gibt es evtl. angepasste Preise.

15. Zahlen die Krankenkassen?

Die HE gehört nicht zum Leistungskatalog der gesetzlichen Krankenversicherung. Es ist aber möglich, dass Ihre Kasse dennoch im Rahmen einer Einzelfallentscheidung die Kosten übernimmt. Dabei ist es hilfreich, wenn Ihr Arzt die HE mit Nachdruck befürwortet.

Private Kassen handhaben die Erstattung der HE ebenfalls sehr unterschiedlich.

Seit einigen Jahren gibt es jedoch einige gesetzliche Krankenkassen, die an einem Modellprojekt teilnehmen um die Wirtschaftlichkeit und den Nutzen der Akupunktur, und anthroposophischen Medizin zu erproben. Diese Kassen erstatten, abgesehen von einer Eigenbeteiligung, die Kosten einer Heileurythmie-Behandlung.

Eine weitere Kasse unterstützt die HE auch ohne an einem Modellprojekt teilzunehmen.

Adressen von Krankenkassen oder Institutionen, bei denen Sie für Ihren speziellen Fall Informationen bekommen können finden Sie am Ende im Adressenteil.

Leider ist es heutzutage immer mehr so, dass man, wenn man als selbstbewusster, sog. mündiger Patient den weltanschaulich vorgeprägten Rahmen der Schulmedizin verlassen und den Weg seiner Gesundung mit Ärzten und Therapien der eigenen Wahl gehen möchte, selber diesen Weg bezahlen muss, ohne die Chance zu haben, aus der Finanzierung der Schulmedizin auszusteigen.

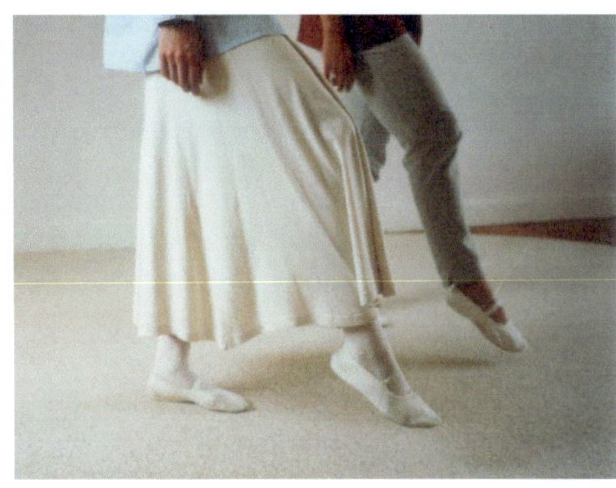

Das „dreiteilige Schreiten“

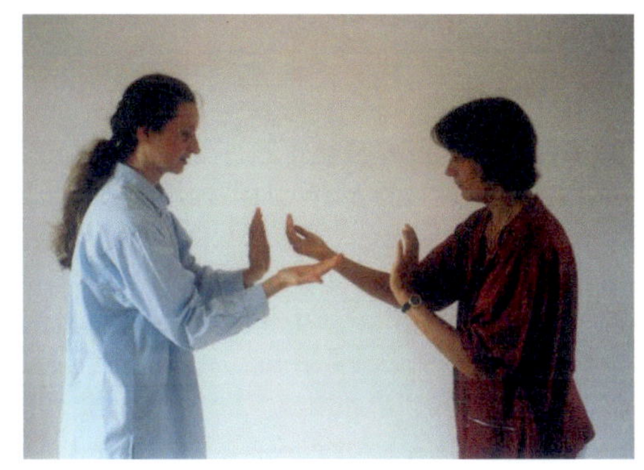

Das „M“ zu zweit

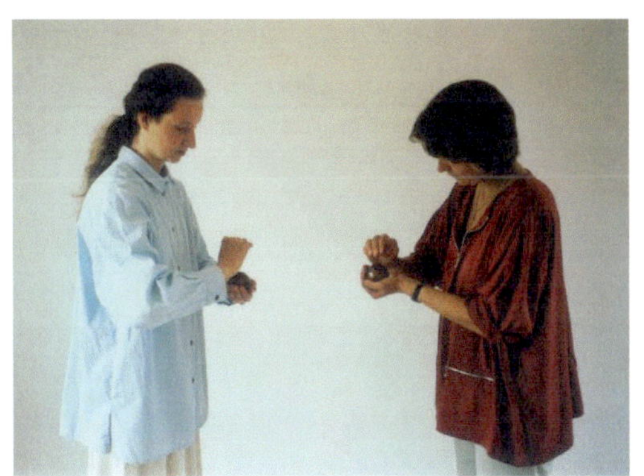

Kugelübung

Ähnlich oder anders?

16. Künstlerische Eurythmie

Eurythmie ist eine darstellende Bewegungskunst. Zu Musikstücken und gesprochenen Texten werden die Bewegungen der Eurythmie so ausgeführt, dass sie wie eine sichtbare Entsprechung in ästhetischer Darstellung zu sehen sind.

Ein Musiker hat die Noten vor sich, sein Instrument ist z.B. das Klavier. Er spielt ganz gewiss jede Note wie sie auf dem Papier steht, aber er muss in seiner eigenen Seele das Stück jedes Mal neu erstehen lassen, sich ihm ganz und gar öffnen, damit die Zuhörer von dem künstlerischen Vortrag mitgenommen werden. Erst diese Fähigkeit der seelisch-geistigen Aktivität zusammen mit den Fähigkeiten auf dem Instrument machen die Interpretation zur künstlerischen Darstellung. So wie des Pianisten Instrument das Klavier ist, so ist des Eurythmisten Instrument sein Körper, sein Bewegungsinstrument, mit dem er Musik oder Texte bewegt, und dem Zuschauer eine neue künstlerische Wahrnehmung ermöglicht.

Bei der sogenannten Lauteurythmie (mit Texten), werden die charakteristischen Laute hervorgehoben, z.B. die bezeichnendsten der jeweiligen Wörter oder Zeilen. Bei einem Gedicht über Herbststürme werden das eher Konsonanten wie z.B. R, K, F und W sein, bei einem über einen ersten Frühlingstag eher das staunende A. So kommt eine Grundstimmung in die Gestaltung, die sich dem Zuschauer vermittelt. Jedoch ist alles so, dass man nicht mit buchstabiert, sondern den Gesamteindruck auf sich wirken lässt. Dieser Gesamteindruck von Sprache und Bewegung der eurythmisch künstlerischen Darstellung wird vertieft von Farben in Form von Gewändern oder Beleuchtung, die dem jeweiligen Text entsprechen.

Bei der Toneurythmie wird mit den Elementen der Musik ähnlich umgegangen. Die Mehrstimmigkeit der Musik macht schnell deutlich, dass die Eurythmie auch mit mehreren Personen ausgeführt werden kann. Es entstehen z.B. je nach dem Verhältnis mehrerer Stimmen untereinander die verschiedensten choreographischen Formen.

Letzten Endes ist es wohl das tiefste Geheimnis und die größte Aufgabe der Kunst, etwas von dem Geistigen in uns und in der Welt zu offenbaren. Seit jeher haben die Menschen dazu den bewegenden Leib genutzt, denken Sie nur an alle Formen von Tempeltänzen und rituellen Tänzen. Die Eurythmie steht in dieser Tradition. Sie ist eine Erneuerung dieser alten Fähigkeiten für den neuzeitlichen und sich seiner selbst bewussten Menschen.

Die künstlerische Eurythmie, die z.B. in Kursen angeboten wird, macht einen seelisch beweglicher, fördert einen gesunden Zusammenhang von Körper, Seele und Geist und regt auch ganz allgemein die natürlichen Gesundungskräfte an. Sie ist aber keine therapeutische Bewegung. In der Heileurythmie werden gleichartige Bewegungen wie in der künstlerischen Eurythmie, nämlich Lautbewegungen gemacht, jedoch so, dass sie auf den Menschen zurückwirken. Außerdem werden die therapeutisch relevanten Laute konzentriert und verdichtet geübt, in der künstlerischen Eurythmie wird immer die Gesamtheit der Sprache bewegt.

17. Psychotherapie und Heileurythmie

Heileurythmie kann bei psychischen Problemen hilfreich sein, arbeitet aber mit einer ganz anderen Herangehensweise als alle anderen psycho-therapeutischen Ansätze.

In der Tanztherapie z.B. geht es vielfach darum, dass der Patient seine eigenen Emotionen mit Hilfe der Bewegungen erlebt und gestaltet, sich dadurch von ihnen befreit, oder sie besser kennen- und handhaben lernt.

Das ist nicht das Ziel der Heileurythmie, obwohl solche Prozesse durchaus notwendig sein können und von einigen Heileurythmistinnen auch begleitet werden. Um die Kräfte der Laute jedoch in ihrer Gesetzmäßigkeit zur therapeutischen Wirkung zu bringen, wählt die Heileurythmistin die Übungen und die Art der Erarbeitung aus. Auf diese Weise haben die Bewegungen einen starken Einfluss auf die psychische Verfassung eines Menschen.

Wenn Sie sich an die Lautbeschreibungen der Vokale erinnern, haben Sie schon einige seelische Qualitäten, die sich durch das Üben dieser Laute kräftigen können, z.B. die Fähigkeit zur Abgrenzung gegenüber anderen mit dem E, oder das Sich-Behaupten-Können mit dem I, usw. Insgesamt kann durch die Vokale die Selbstwahrnehmung gestärkt werden, sowohl körperlich, als auch seelisch.

Die Konsonanten haben mehr die Aufgabe, uns in unserem Verhältnis zur Umwelt behilflich zu sein, indem wir uns z.B. mit dem B eine schützende Hülle umlegen, mit dem D uns erden, mit dem G Platz verschaffen.

Wenn man bedenkt, dass viele der psychischen Probleme ihren Anfang in der Kindheit haben, und wenn wir annehmen, dass sich seelische Kindheitserlebnisse bis in die leiblichen Organe abdrücken, so wird es plausibel, dass man mit einer Therapie, die in dieses Leibesgefüge verändernd eingreift, heilend wirken kann. Es kann z.B. eine mehr zur Depression neigende Konstitution mit einer ganz leichten Störung im Leberstoffwechsel zu tun haben, eine ängstliche mit einer im organischen nicht bemerkbaren Schwäche des Herzens, eine zur Pedanterie neigende Veranlagung eine leisen Lungenproblematik. Einflüsse in der Kindheit können vorhandene Veranlagungen verstärken, oder die Ausbildung psychischer Einseitigkeiten bewirken. So kann die Heileurythmie als Ergänzung und Unterstützung einer Psychotherapie angesehen werden, bei weniger ausgeprägten Problemen auch alleine hilfreich sein.

Heileurythmie wird auch erfolgreich bei der Behandlung schwerwiegender Erkrankungen, z.B. bei Psychosen und Depressionen in anthroposophisch-psychiatrischen Kliniken eingesetzt.

18. Krankengymnastik und Heileurythmie

Krankengymnastik arbeitet vor allem mit muskulären Schwächen, seien sie nun durch Fehlhaltungen, Unfälle, Operationen, neurologische Erkrankungen oder Überlastungen verursacht. Krankengymnasten haben profunde Kenntnisse des Bewegungsablaufes, davon, wie Knochen, Muskeln, Sehnen und Nerven in den Bewegungen miteinander arbeiten. So sind sie vor allem bei allen Arten von Bewegungsstörungen oft der kompetenteste Ansprechpartner und können sehr differenziert Störungen behandeln.

Wenn, wie z.B. bei der Erklärung des Lautes I bereits angedeutet, die mangelnde innere Aufrichtekraft zu einer Rückenproblematik führt, können Krankengymnastik und Heileurythmie sich wunderbar ergänzen, indem die Krankengymnastik die geschwächten Muskeln trainiert, die Heileurythmie die innere Licht- und Aufrichtekraft stärkt. Gleiches gilt für neurologische Erkrankungen, wobei die Muskeln geübt, und die Verbindung des Menschen mit den Gliedmaßen durch Heileurythmie unterstützt wird.

Die Krankengymnastik arbeitet in dem konkreten Bewegungsbereich viel direkter und genauer mit den einzelnen Bewegungsorganen als die Heileurythmie, die jedoch bei vielen Erkrankungen, z.B. aus dem rheumatischen Formenkreis, eine ursächlichere Behandlung anbietet. Obwohl die Heileurythmie eine Bewegungstherapie ist hilft sie nicht nur bei Krankheiten des Bewegungssystems, sondern hat ein weit darüber hinausgehendes Indikationsspektrum (siehe Kapitel 27).

19. Heileurythmie im Vergleich mit Tai Chi und Yoga

Tai Chi hat seinen Ursprung in der alten chinesischen Kampfkunst. Die weisheitsvolle Kräfteorganisation des menschlichen Leibes, die sich in der chinesischen Medizin in dem Wissen um die Meridiane und deren Behandlung ausdrückt, wird im Tai Chi für die optimale Kraftentfaltung und zur Gesunderhaltung durch Bewegung genutzt. Die Übungen des Tai Chi wirken kräftigend und harmonisierend auf den Körper, wirken unterstützend auf die Konzentration des Geistes, bzw. auf ein Loslassen von Unruhe und Nervosität.

Grundsätzlich werden die Übungen strömend, langsam, erdverbunden, in einer aufrechten Haltung und in einem Gleichgewicht von expandierenden und zusammenziehenden Bewegungen gemacht. Gerne wird in der freien Natur gearbeitet, um eine noch intensivere Verbindung mit den elementarischen Kräften zu bekommen. Die Übungen bestehen aus recht komplizierten Bewegungsabläufen, von denen es eine große Vielzahl gibt, die man nach und nach lernen kann. Im Allgemeinen dient Tai Chi der Gesunderhaltung, Kranke können sicher profitieren, es werden aber kaum Übungen für spezielle Erkrankungen angeboten.

Im Vergleich zur Heileurythmie ist Tai Chi auf der einen Seite sehr kompliziert, da man die speziellen Bewegungsformen lernen muss, mit denen man sich an die Kräfte der Natur anschließt. Auf der anderen Seite ist es einfacher, weil es das ganze Spektrum der seelischen Bewegungen und des selbstbewussten Tuns ausschließt. Dieses Ruhen der seelischen Tätigkeit kann sehr erholsam sein. In der Heileurythmie wird diese Tätigkeit jedoch intensiv einbezogen und wird aktiv mitgestaltet. Auch in der Heileurythmie werden die in der Natur wirkenden Lebenskräfte aktiviert, jedoch unter Einbeziehung des seelisch aktiven Menschen.

Zusammenfassend könnte man sagen: Die Ursprünge beider Bewegungsformen sind charakterisierend für ihre Qualität. Im Tai Chi die Kampfkunst. Hier geht es um Kraftentfaltung, die der Gesunderhaltung dienstbar gemacht wird. In der Eurythmie die Kunst, die das Geistige des Menschen seelisch individualisiert erblühen lässt und in der Heileurythmie die Lebenskräfte unter diesem Gesichtspunkt zur Therapie spezialisiert anwendet.

Yoga stammt aus der uralten indischen Weisheitslehre. Die Übungen greifen tief und verwandelnd in die menschliche Organisation ein, und bewirken Entspannung, Sensibilität, Harmonie, stärkere Selbstwahrnehmung, Gesundheit und Toleranz. Im Vergleich zur Heileurythmie sind die Übungen körperlich wesentlich schwieriger. Alles wird durchdrungen von bewussten Atemübungen.

Tieferes Ziel der indischen Geistesrichtung ist die Befreiung vom Leiden, im weitesten Sinn vom Leiden des "auf der Erde-Lebens". Somit kann Yoga einen Weg darstellen, sich von den zu intensiven Verknüpfungen an die materielle Welt zu lösen, Wege ins Geistige hinein zu finden, und bis ins Organische hinein eine Öffnung zu bewirken. Es ist ein Weg der von der Erde weg strebt. Heileurythmie ergreift die Probleme des geistigen, seelischen und körperlichen Lebens für ein engagiertes, tatkräftiges Erdenleben.

Grundlagen des anthroposophischen Menschenbildes

20. Kommt jetzt die trockene Theorie?

Eigentlich ist die Überschrift dieses Kapitels falsch gewählt, denn es gibt nicht "das" anthroposophische Menschenbild, das man wie Anatomie lernen könnte. Rudolf Steiner, der Begründer der Anthroposophie, hat in einer schier unübersehbaren Anzahl von Vorträgen und Veröffentlichungen auf die vielfältigste Art und Weise einige grundlegende Begriffe beschrieben. In der Anthroposophie wird also nicht so sehr mit Definitionen, sondern mehr mit Beschreibungen gearbeitet, die sowohl durchdacht, aber auch erlebt und gefühlt werden können.

Diese Art der Betrachtung bietet die Möglichkeit ein medizinisches Phänomen von den verschiedensten Seiten kennen zu lernen. Sie erschwert aber durch die grundsätzlich andere Herangehensweise die Verständigung mit der Naturwissenschaft.

Für die Medizin bedeutet das, dass der Patient in viel umfassenderer Weise angeschaut wird, nicht nur als ein mehr oder weniger mechanisch/chemisch funktionierender Zusammenhang. Für den Arzt und Therapeuten bedeutet es, dass er wesentlich mehr Gesichtspunkte für seine Arbeit berücksichtigen muss, aber auch, dass er einen sehr individuellen, persönlichen Einstieg in seine Begegnung mit dem Patienten mitbringt. Jeder Patient, jeder Mensch ist wieder ganz neu, weil die Arbeit mit anthroposophischen Begriffen sich mit jedem Menschen erneuert und erweitert, und man wie ein Künstler immer weiter in die Geheimnisse des menschlichen Wesens eindringt.

Wenn ich im folgenden nun zwei wesentliche Betrachtungsweisen der anthroposophischen Menschenkunde darstelle, handelt es sich dabei nicht um endgültige Definitionen, sondern um ein Bild dieser Begriffe, das, um es beschreibbar zu machen, vereinfacht und zusammengefasst ist.

Dessen ungeachtet kann man sich mit diesen Beschreibungen nicht nur denkend, sondern auch ein bisschen nachspürend beschäftigen, denn aus allem könnte sich ein buntes, umfassendes Gemälde entfalten, das für jeden Menschen wieder etwas anders aussähe. Beim Lesen einzelner Patienten-Geschichten (Kapitel 25) werden Ihnen vielleicht diese neuen Begriffe schon zu einem farbigeren und lebendigeren Verständnis von Krankheitsprozessen verhelfen.

21. Der dreigliedrige Mensch

Das Denken und das Nerven-Sinnes-System

Stellen Sie sich vor: Ihre drei Kinder sollen zu verschiedenen Nachmittagsaktivitäten, aber das Auto ist in der Reparatur, die Oma sollten Sie eigentlich zum Termin beim Augenarzt fahren, der Hamster ihrer Jüngsten ist ausgebüchst, die Waschmaschine versagt gerade, und das Telefon klingelt. Wenn Sie jetzt den Kopf verlieren, geht gar nichts mehr, aber wenn Sie sich einen Moment ganz still hinsetzen, einen kühlen Kopf bewahren und in Ruhe überlegen, dann finden Sie vielleicht einen Weg, alle Bedürfnisse gut zu koordinieren.

Ruhe und Kühle sind das Charakteristikum des Denkens. In der Ruhe kann Klarheit entstehen, können auch größere Gedanken, als die verzwickte Planung des familiären Alltags sich entwickeln. Wenn man ruhig ist, kann man manches verstehen, was einem sonst nicht möglich wäre.

Diese Ruhe ist eine Qualität unseres Kopfes, auch er muss in Ruhe sein, wenn er denken will. So ist es ganz verständlich, dass wir unseren Kopf ziemlich ruhig auf dem Körper tragen, dass er nicht alle die heftigen Bewegungen unserer Gliedmassen mitmachen muss.

Die äußere Form des Kopfes ist rund, harter Schädelknochen umgibt das weiche Gehirn. Der Kopf ist wie ein abgeschlossener Kosmos in sich, aber gleichzeitig in der Lage sich gedanklich mit allen Erscheinungen der Welt zu beschäftigen. Der Kopf ist auch der Sitz vieler Sinnesorgane, die ebenfalls in Ruhe, uns ein Bild der Welt vermitteln. Die Wahrnehmungsfähigkeit der Sinne, die uns ja ein möglichst genaues Abbild der Umgebung vermitteln sollen, kann man auch mit einem See vergleichen, in dem sich Bäume oder Sterne nur dann klar spiegeln, wenn er still und unbeweglich daliegt. Wenn ein Windhauch die Oberfläche in Bewegung bringt, verzerrt sich das Spiegelbild sofort.

Das Denkorgan, das Gehirn, das Rückenmark, die peripheren Nerven, das vegetative Nervensystem und die Sinnesorgane fassen wir als **Nerven-Sinnes-System** (N-S-S) zusammen.

Aktivitäten und Qualitäten des Nerven-Sinnes-Systems sind hauptsächlich im oberen Teil des Menschen lokalisiert, durchziehen aber den ganzen Menschen überall da wo sich Nerven befinden. Immer, wenn es formende, verhärtende und ordnende Prozesse im Organismus gibt , kann man das als Tätigkeit des Kopf-Poles betrachten. Nervensubstanz bildet sich nur in der embryonalen Zeit, danach ist nur sehr wenig Regeneration möglich. In diesem Bereich herrschen "lebensfremde", "bewußtseinsnahe" Kräfte vor, die durch ihre geringe Eigenvitalität uns das klare Denken ermöglichen. Unser Körper findet seine festen, klaren Strukturen durch das Nerven-Sinnes-System, es regelt und regt alle die geheimnistvoll geordneten Prozesse des Nervensystems an.

Das Stoffwechsel-Gliedmaßen-System und das Wollen

Für jemanden, der vornehmlich gedanklich, organisierend, planend usw. tätig ist, ist es eine Erholung mal richtig gründlich seinen Körper zu bewegen. Aus Mangel an sinnvoller körperlicher Tätigkeit gehen wir Joggen, Tennisspielen, usw.

Wollen ist tätig sein, nicht das darüber Nachdenken, dass ich dies oder jenes wünsche. Mit Armen und Beinen etwas tun, etwas verändern, z.B. die Wohnung renovieren, den Garten umgraben oder jäten, Auto waschen, Brot backen, Essen kochen, Putzen, oder sich fortbewegen, wandern, laufen, springen, schwimmen usw. Bei all diesen Tätigkeiten mache ich mir die Welt im weitesten Sinne ein Stück zu eigen, indem ich sie nach meinen Vorstellungen bearbeite, forme, oder in dem ich sie mir erobere, in dem ich sie erlaufe. Die richtig typischen Bilder dafür sind eine Bergbesteigung, bei der ich einen Berg sozusagen bezwinge, oder wenn ich brach liegendes Land urbar mache. Dieses Wollen ist ohne meine tätigen Gliedmaßen nicht zu denken.

Nun gibt es aber im menschlichen Organismus noch ein heimlicheres Wollen, das unseren gesamten Stoffwechsel umfasst. Auch hier haben wir es mit einer Fülle von Bewegungen zu tun: Peristaltik des Darmes, ungeheure Mengen an Stoffen werden auf- um- und wieder abgebaut, aufgenommen, durch den Körper bewegt und wieder ausgeschieden. Auch dabei machen wir uns die Welt zu eigen, indem wir die Stoffe so gestalten, dass sie uns als Körpersubstanz dienen können.

Die Organe des Stoffwechsels sind kaum von Knochen geschützt, bei den Gliedmaßen haben wir lange, gerade Knochen, die innen liegen und von Muskeln umgeben sind. Im Stoffwechsel sowie in den Gliedmaßen sind die Bewegung und die Wärme die charakteristischen Merkmale. Diesen Bereich nennen wir das **Stoffwechsel-Gliedmaßen-System** (S-G-S).

Dieses System ist der vitale, lebendige Pol des Menschen, hier herrschen auflösende und aufbauende Kräfte, alles spielt sich in Wärme und Bewegung ab. Bauch und Gliedmaßen sind die hauptsächlichen Lokalisationen, aber natürlich haben wir im gesamten Organismus Stoffwechselprozesse, und auch im Denken muss es das Wollen geben, um eine Gedankenbewegung konsequent durchzuführen. Von allen Prozessen, die sich in unserem Stoffwechsel abspielen, haben wir kein Bewusstsein, und auch das Zustandekommen von Bewegungen entzieht sich unserem Wahrnehmen. So können wir sagen, im Stoffwechsel-Gliedmaßen- System schlafen wir.

Polarität von N-S-S und S-G-S

Die beschriebenen Systeme bilden eine Polarität aus, die in der Gegenüberstellung besonders deutlich wird.

Nerven-Sinnes System	Stoffwechsel-Gliedmaßen-System
Ruhe	Bewegung
Kalt	Warm
Unlebendig	Lebendig
Nerven	Blut
Formkraft	Stoffkraft
Runde Kopfform	Gerade Gliedmaßen
Erstarrung	Auflösung
bewusstseinsnah	völlig unbewusst

Das rhythmische System und das Fühlen

“Das bricht mir das Herz”, “mein Herz ist mir schwer”, “da wird mir ganz warm ums Herz”.

Dass das Herz etwas mit unserem Fühlen zu tun hat, weiß eigentlich jeder, nur passt es nicht in die Anschauung, dass das Herz nur eine Pumpe für unser Blut sei.

“Da blieb mir die Luft weg”, “endlich konnte ich aufatmen”, “mir stockte der Atem”, “da war wieder dicke Luft”.

In unserer Lungentätigkeit machen sich noch viel unmittelbarer Gefühle bemerkbar. Auch wenn man weiß, dass das Reaktionen des vegetativen Nervensystems sind, das Erleben des Schreckens z.B. haben wir im Stocken des Atems.

Im Atem vollzieht sich ein ständiger, rhythmischer Austausch zwischen innen und außen. Frische Atemluft kommt herein, verbrauchte Luft, die sich bis in die Fingerspitzen verteilt hatte, wird wieder abgegeben. Ich verbinde mich auch mit der Welt, wenn ich einatme, und löse mich ein wenig von ihr, wenn ich ausatme. Der erste Atemzug eines Kindes, und der letzte eines Sterbenden markieren Beginn und Ende unseres Erdendaseins. Im Atem sind Bewegung und Ruhe im rhythmischen Wechsel.

Der Herzschlag schwingt in einem Verhältnis 4:1 in diesen Rhythmus mit ein. Beim Herzen ist die Signatur des Wechsels zwischen Innen und Außen insgesamt etwas mehr nach Innen verlegt. Der kleine Blutkreislauf öffnet sich vom Herzen ausgehend in die Lunge, also mehr in den äußeren Bereich, zum Luftaustausch mit der Außenwelt; der grosse Kreislauf führt zum Inneren des Menschen. Im Herzen findet eine Begegnung der Innen- und Außenwelt im Bereich des Blutes statt.

Diese beiden Organe, Lunge und Herz, sind von einer knöchernen Hülle umgeben, die jedoch nicht so dicht und rund ist wie der Schädel, sondern aus halbrund geschwungenen Rippen besteht, die ein wenig beweglich sind und Zwischenräume haben.

Rhythmischer Wechsel ist also im weitesten Sinne, selbst bei den Rippen, das Charakteristikum dieses Bereiches, weshalb wir ihn das **Rhythmische System** (RH-S) nennen. Die Vorgänge in diesem Bereich kommen uns teilweise zum Bewusstsein, meistens bemerken wir unseren Herzschlag nicht, aber in besonderen Momenten drängt er sich unserem Bewusstsein auf, den Atem können wir sogar bewusst führen, obwohl wir meistens ohne Aufmerksamkeit atmen. So können wir hier von einem Halbbewusstsein sprechen.

Dieses rhythmische System hat seine Aufgabe in der Vermittlung zwischen dem Ruhepol des Nerven-Sinnes-Systems und dem vitalen Stoffwechsel-Gliedmaßen-System. Was heißt das?

Erst wenn wir mit einem Gedanken ein positives Gefühl verbinden können, kann der nächste Schritt zum Handeln aus diesem Gedanken heraus wirklich und authentisch vollzogen werden. Und auch die ungestümen Willensimpulse, wie sie bei kleinen Kindern noch so stark das Leben bestimmen, werden dadurch, dass sie fühl- und erlebbar werden, koordiniert, gesteuert, und mehr und mehr zum ausführenden Organ des denkenden Menschen.

Das Nerven-Sinnes-System, das Rhythmische System und das Stoffwechsel-Gliedmaßen-System sind also die drei Teile, aus denen der dreigliedrige Mensch besteht.

22. Krankheitstendenzen des dreigliedrigen Menschen

Nun müssen wir die Betrachtung des dreigliedrigen Menschen noch weiter verdichten.

Wie bisher beschrieben haben wir in unserem oberen Pol, dem Nerven-Sinnes-System die formenden, strukturierenden, verfestigenden, abbauenden Kräfte, die repräsentiert werden durch die Nerven. Von unten, vom Stoffwechsel-Gliedmassen-System kommen die lebendigen Kräfte, die alles durchpulsen, durchwärmen, die auflösen, in Bewegung bringen und aufbauen. Diese Kräfte werden repräsentiert durch das Blut. In jedem

Organ spielen diese Kräfte in einem ganz spezifischen Gleichgewicht zusammen.

Im Auge z.B. herrschen die Kräfte des Nerven-Sinnes-System vor, es gibt wenig Regenerationsmöglichkeit, wenn einzelne Teile des Auges verletzt sind, es wird wenig Stoff im Auge bewegt, dennoch muss es doch in manchen Teilen durchblutet sein, um zu funktionieren, d.h. das Stoffwechsel-Gliedmaßen-System greift auf eine zurückhaltende Art auch in dieses Sinnesorgan ein.

Bei der Leber überwiegt nun ganz eindeutig der Stoffwechselpol, einmal, weil die Aufgabe der Leber eine sehr vielfältige Stoffbearbeitung- und Verwandlung ist, zum anderen aber auch, weil die Leber ein sehr regenerationsfähiges, vitales, stark durchblutetes Organ ist.

Bei anderen Organen, z.B. Nieren, Lunge, Milz, usw. ist das Verhältnis von oberem und unterem Pol nicht so eindeutig erkennbar, hat aber jeweils ein spezifisches Gleichgewicht, das in jeder Lebenssituation neu gefunden werden muss. Wenn dieses Finden des Gleichgewichtes nicht gelingt, entstehen zwei verschiedene Krankheitstendenzen.

Überwiegt in einem Organbereich das Nerven-Sinnes-System, dann kommt es zu verfestigenden, sklerotisierenden Erkrankungen, überwiegt das Stoffwechsel-Gliedmassen-System, kommt es zu auflösenden, entzündlichen Erkrankungen.

Nun können Sie schon einen größeren Zusammenhang in den Krankheiten erkennen: Kinder mit ihren noch frischen Lebens- und Wachstumskräften, bei denen ein Knochenbruch z.B. im Nu heilt, leiden viel häufiger an entzündlichen Krankheiten. Denken Sie an all die Infektionen und Kinderkrankheiten, das sind alles Krankheiten, bei denen der Stoffwechselpol überwiegt. Dagegen sind die Krankheiten des Alters vorwiegend verfestigende, z.B. Arteriosklerose, alles was mit Ablagerungen und unbeweglicher Werden zu tun hat

Krankheiten, bei denen das Nerven-Sinnes-System überwiegt

Wenn nun, abgesehen vom Alter, die oberen, verhärtenden Tendenzen zu stark werden, wenn die Kopf-Organisation zu einseitig stark im Denken und im Intellektuellen engagiert ist, zu stark gefordert und ausgeprägt ist, dann überflutet das Nerven-Sinnes-System auch die anderen zwei Bereiche mit seinen Tendenzen, oder die formenden Kräfte werden auf dem Weg in den unteren Organismus nicht genügend verwandelt. Dabei entstehen u.a. folgende Krankheiten:

Im N-S-S.:	Nervosität, Augenschmerzen, Schlafstörungen, Neuralgien
Im Rh-S:	Krampfneigungen im Gefäßsystem, hoher Blutdruck, Herzinfarkt, Asthma
Im S-G-S.:	Reizmagen, Übersäuerung, Colitis, Ablagerungen, Verkalkungen, Steinleiden

Bei dieser Ausgangslage kommt es oft zu einem sich verstärkenden Kreislauf von Schmerz- Krampf- Schmerz. Es wird zu stark geformt und gegriffen, der Leib wird zu stark physisch gemacht, die Vitalität kann sich nicht halten. Dieses Unlebendige, Unbewegliche kann, wenn es sich im Organischen fixiert hat, dann auch wieder ins Seelische zurückwirken, und dort zu Phobien und Unsicherhciten führen. Dabei wird das Denken immer mechanistischer, es kommt zu Zwängen, Ängsten, oder zu einem nervösen Erschöpfungszustand, bis zur Willenslähmung.

Krankheiten, bei denen das Stoffwechsel-Gliedmaßen-System überwiegt

Wenn der Stoffwechselpol eine zu große Selbständigkeit gewinnt und die formenden, strukturierenden Kräfte des oberen Poles, durch das Rhythmische System vermittelt, nicht genügend eingreifen, entstehen andere Krankheitsbilder. Die eigentliche Aktivität des Stoffwechsel-Gliedmaßen-Systems besteht in den organischen Verbrennungsprozessen, die sowohl bei der Verdauung, als auch bei der Bewegung intensiv stattfinden. Diese Verbrennung muss von oben her gebremst und in ordentliche Bahnen gelenkt werden. Ist diese Bremsung zu schwach, bzw. die pulsierenden und Stoffe bewegenden Kräfte zu mächtig, entwickelt sich ein prächtiger Nährboden für alles Lebendige, aber vor allem dann auch für Bakterien und Viren. Damit ist den Infektionskrankheiten Tür und Tor geöffnet. Sich wiederholende Entzündungen, z.B. Erkältungskrankheiten, Entzündungen der Harnwege o.ä. treten auf. Wieder etwas anderes liegt vor, wenn die Stoffwechselaktivität nun übersteigert in den Nerven-Sinnes-Bereich hochschlägt. Da kann es zur Migräne kommen, häufig, wenn man z.B. zu lange geschlafen hat, und seinen Stoffwechsel sehr lange frei hat walten lassen.

Seelisch äußert sich diese Tendenz darin, dass das Be wusstsein häufig von Emotionen überspült wird, bis dahin, dass man gar nicht mehr richtig denken kann. Man wird dann ein Spielball seiner Gefühle, die einen unreflektiert in Handlungen zwingen.

Die Aufgabe des Rhythmischen Systems

Das rhythmische System ist in allem der Vermittler. Die erstarrenden Formkräfte von oben werden durch rhythmische Kräfte sozusagen in Schwingung gebracht, sodass sie auf gesunde Art formend und regulierend in den Stoffwechselbereich einwirken können. Harte Begriffe werden durch das Fühlen flexibel gemacht, z.B. durch Dichtkunst, durch Verbindungen mit Farbe, Musik, Bewegung, durch Fühl-und erlebbares.

Die vom Stoffwechselpol aufwallende Dynamik wird gegliedert und rhythmisiert. Das Bild eines Pferdes, das ursprünglich in wildem Galopp daher rast, und dann durch einen Reiter zu einem anmutigen Trab gebändigt wird, veranschaulicht dieses Geschehen.

Die verschiedenen Dynamiken der beiden polaren Systeme müssen in allen Bereichen des Menschen zusammenwirken, dürfen sich aber auch nicht vermischen. Auch für diese Trennung der Dynamiken ist das Rhythmische System verantwortlich.

Der dreigliedrige Mensch			
Körper	**Funktion**	**Seele**	**Krankheits-Tendenz**
Ruhe Kopf	**Nerven-Sinnes-System** Wenig Regeneration, tot	**Denken** Universell Objektiv	**Sklerose** Krampf/Abbau kalt
Rhythmus Brust	**Rhythmisches System** Atmung-Zirkulation	**Fühlen** Künstlerisch Emotional	**Vermittlung** **Trennung**
Bewegung Rumpf Gliedmaßen	**Stoffwechsel-Gliedmaßen-System** Vital/lebendig	**Wollen** Individuell Subjektiv	**Entzündung** Auflösung Aufbau warm

23. Heileurythmie des dreigliedrigen Menschen

Wenn jetzt die heileurythmische Behandlung mancher Erkrankungen aus der Sicht der Dreigliedrigkeit beschrieben wird, ist, um ein besseres Verständnis zu ermöglichen, alles natürlich ein wenig einseitig und vereinfacht.

Immer, wenn ein Mensch eine Verschiebung des Gleichgewichts zwischen Nerven-Sinnes-System und Stoffwechsel-Gliedmaßen-System erleidet, oder Krankheiten hat, die sich daraus entwickeln, muss vor allem das Rhythmische System gestärkt werden. Das Rhythmische System kann in beide Bereiche hineinwirken, ist für beide Vereinseitigungen ein ausgleichendes Element.

Ganz allgemein ist alles künstlerische Tun, Malen, Musizieren, Dichten, Schreiben, Singen usw. heilsam, d.h. dass man sein Empfindungsleben beweglich in harmonisierende Kräfte hineinstellt.

Wenn ich jetzt einzelne Übungen nenne, greifen Sie bitte auf die Beschreibungen zu Beginn dieses Büchleins zurück.

In der Heileurythmie werden also zunächst Übungen für das Rhythmische System aufgegriffen, z.B. das Ballen und Lösen, Rhythmus-Übungen mit Händen und Füssen, mit oder ohne Kugel oder Stäbe, und das Dreiteilige Schreiten. Dazu gehört dann auch, dass alle fünf Vokale sehr atmend und strömend, vielleicht mit einfachen Formen gemacht werden können. Alle diese Übungen sind dazu da, dass das rhythmische System seine Aufgabe als Vermittler zwischen oben und unten wieder besser ergreifen kann.

Nach dieser Vorbereitung wird die Behandlung immer individueller. Bei **Kopfschmerzen** z.B. muss man herausfinden, ob es ein Spannungs-Verkrampfungs-Kopfschmerz ist, der auf überstarke obere Kräfte hindeutet, oder ob ein übermäßiges Aufsteigen von Stoffwechselkräften eine Art der Migräne hervorruft. Im ersten Fall kann man den Stoffwechselpol stärken, vitalisierende Laute, z.B. das L üben, im zweiten Fall muss man den Stoffwechsel eher einschränken, was mit einer speziellen B-Übung geschehen kann.

Bei einem überwachen Nerven-Sinnes-System kann man **Einschlaf-Störungen** dadurch angehen, dass man ganz am entgegengesetzten Pol, mit den Füssen arbeitet, und mit ihnen Konsonanten übt, dann ruhig strömende Vokale mit den Armen anschließt. Dann sind wir wieder im Gleichgewicht, und nur so kann man gut einschlafen.

Drückt sich die Verfestigungstendenz wiederum ins Seelenleben hinein, und äußert sich z.B. in **Zwängen**, kann man aus diesem Dreigliederungsgesichtspunkt heraus wiederum die Mitte, d.h. das Rhythmische System stärken, aber in diesem Falle mehr den seelischen Aspekt, d.h. man wird viel I üben, das dem Menschen hilft sich selber zu behaupten, sich sozusagen auch seinen Zwängen gegenüber zu behaupten.

Wenn die verhärtende Tendenz des Nerven-Sinnes-Systems im Rhythmischen-System Verkrampfungen, Stauungen oder Ablagerungen bewirkt, und es z.B. zu Bluthochdruck oder Arteriosklerose kommt, werden die Übungen für das Rhythmische System vertieft und intensiviert. So können bestimmte Rhythmen, z.B. fallende Metren, bei denen die Länge vor der Kürze kommt, Spannungen und Verkrampfungen bis in das Gefäßsystem lösen. Eine bestimmte E-Übung, bei der der Wechsel, d.h. wieder der Rhythmus, von Peripherie- und Zentrumserleben geübt wird hilft u.a. bei **Angina Pectoris.** Wenn durch zu starke Nerven-Sinnes-Aktivität jemand die Tendenz hat den **Atem anzuhalten** oder **kurzatmig** ist, kann man dies mit dem alten griechischen Hexameter-Metrum, vokalischer Arbeit und M angehen.

Wenn man davon ausgeht, dass der Nerven-Sinnes-Pol des Menschen Ruhe, Verlangsamung und Verhärtung bewirkt, dann lassen sich viele Erkrankungen des Stoffwechsel-Gliedmaßen-Systems noch von einer zusätzlichen Seite betrachten. Trägheiten im Verdauungsbereich, die zu Verstopfung führen können, Ablagerungen, Steinbildungen, unbeweglicher werden von Gliedmaßen und Organen kann man u.U. den zu früh überhandnehmenden sklerotisierenden Kräften des Kopf-Poles zuschreiben. Bei vielen dieser Erkrankungen werden bevorzugt Konsonanten mit kräftigen Beinbewegungen geübt, um den vitalisierenden Willenspol anzuregen. Da gibt es für fast jeden Bereich der Verdauung einen speziellen Konsonanten, z.B. für den **Magen** das M, für die **Verdauungsdrüsen** D und T, für die **Peristaltik des Darmes** L usw. Wenn die Gliedmassen der Verfestigungstendenz anheimfallen, sind auch Konsonanten-Bewegungen hilfreich. Sportliche Betätigung in vernünftigem Maß ist für viele Probleme sicher hilfreich, die

Heileurythmie verfolgt aber einen ganz anderen Weg. So werden anders als bei der Krankengymnastik die Bewegungen an sich nicht muskulär geübt, sondern die belebenden Kräfte des Stoffwechsel-Gliedmaßen-Systems werden durch ihre gesetzmäßige Verbindung zu den Konsonantenkräften erneut angeregt, und dadurch die erstarrenden Kräfte zurückgedrängt.

Eine zu starke Stoffwechseltätigkeit mit **rezidivierenden Infekten**, wird auch mit Konsonanten bekämpft, wobei das S von oben nach unten beruhigend, formend und gestaltend wirkt, unterstützt von der jetzt sehr kristallin, klar gestalteten Kraft der Vokale. Die gesamte Arbeitsrichtung geht hierbei von oben nach unten.

Nun gilt es nicht nur zu schauen, welche Übungen man bei welcher Erkrankung machen kann, denn diese Angaben können hier ohnehin nur Andeutungen darstellen, da jeder Mensch seine individuellen Übungen braucht. Bei allen Bewegungen ist aber auch wichtig, wie sie durchgeführt werden.

Gerade vom Gesichtspunkt des dreigliedrigen Menschen ausgehend gibt es viele Möglichkeiten korrigierend und unterstützend zu arbeiten. Die Dreigliederung finden wir nämlich in allen Bereichen des menschlichen Organismus wieder. So kann man z.B. den Arm in die drei Bereiche unterteilen: Oberarm für das Wollen, Unterarm für das Fühlen, Hand und Finger für das Denken. Und je nachdem wo die Bewegungsimpulse zu stark oder schwach sind kann man seine Übintention verstärken, und damit auf den ganzen Menschen zurückwirken.

Einer tieferen menschenkundlich-medizinischen Betrachtung ist es möglich, die einzelnen Organe, z.B. die Haut oder Schleimhäute, das Ohr, Auge, Verdauungsorgane, Gelenke usw. in sich dreigliedrig zu betrachten. Je nachdem ob eine Erkrankung sich mehr am ernährenden (Stoffwechselteil) oder mehr am gestaltenden (Nerven-Sinnes-Teil) oder am zum Rhythmischen System gehörenden Teil des Organs manifestiert, kann die Behandlung entsprechend unterschiedlich gestaltet werden. Durch diese dreigliedrige Betrachtungsweise gewinnt man sehr differenzierte, ganzheitliche Behandlungsmöglichkeiten.

24. Das viergliedrige Menschenbild

Das viergliedrige Menschenbild wird in der anthroposophischen Menschenkunde gleichwertig neben dem dreigliedrigen betrachtet. Im Rahmen dieses Büchleins werden wir es jedoch etwas kürzer behandeln.

Wenn Ihnen die vier Elemente, Erde, Wasser, Luft und Feuer noch nicht so vertraut sind, sollten Sie vielleicht noch einmal die Beschreibung der Konsonanten durchlesen. Eigentlich handelt es sich dabei ja auch um die vier Aggregatszustände, in die wir die Welt einteilen können, fest, flüssig, gasförmig, und als Wärmeenergie.

Diese Qualitäten kennen wir aber auch im Seelenleben des Menschen, wobei alle Arten Vor- wie auch Nachteile aufweisen. Da gibt es Menschen, die stark und fest in sich ruhen, aber evtl. auch ein wenig starr sein können und solche, die ruhig, gleichmütig, anpassungsfähig, gelassen bis langweilig sind. Es gibt Luftikusse, etwas unstete flatterhafte, aber bewegliche Menschen und Hitzköpfe, feurige, aufbrausende Charaktere, die gerne etwas verändern. Das sind die vier Temperamente: Melancholiker (Erde), Phlegmatiker (Wasser), Sanguiniker (Luft), und Choleriker (Feuer).

Nun können wir aber auch nur einen einzigen Menschen betrachten, und an ihm die vier Qualitäten der Elemente beschreiben. Dabei ist es hilfreich noch eine weitere Viergliederung, die der Naturreiche hinzuzunehmen: Mineralien, Pflanzen, Tiere und Menschen.

1. Erde - Mineralien - physischer Leib

Alles, was wir sehen, wiegen, messen und naturwissenschaftlich untersuchen können, das, was Materie an uns ist, gehört dem Erdelement an. Diese materielle Grundlage haben wir mit den Mineralien, den Stoffen der Erde gemeinsam. Sie bildet den physischen Leib des Menschen, der für sich eigentlich erst im Tod als Leichnam sichtbar wird. Ganz besonders erlebbar wird für uns dieser feste, erdhafte Aspekt unseres Leibes an den Zähnen, aber auch an den Knochen.

2. Wasser - Pflanzen - Ätherleib

Alles was flüssig ist im Menschen, alles was fließt, könnte man im weitesten Sinne in diesen Bereich einordnen. Wir sind durchzogen von Flüssigkeiten, ja, wir bestehen zu 60% aus Wasser. Dieses Durchströmt-Sein ist die Grundlage dafür, dass Leben sich entfalten, dass Wachstum, Erhaltung und Fortpflanzung stattfinden kann. Die Kraft, die Pflanzen, Tiere und Menschen lebendig sein lässt ist unseren Sinnen nicht zugänglich, wir können nur ihre Auswirkungen immer genauer und umfassender studieren. In der anthroposophischen Betrachtung nennen wir diese Kraft Ätherleib oder Bildekräfteleib. Die Pflanzenwelt, die nur physische und Ätherkräfte hat, und sich damit in unglaublicher Vielfalt über die Erde ausbreitet, bildet alle Aspekte dieser ätherischen Kräfte aus. Der Hauptrepräsentant dieser Qualität im Menschen ist der Strom der Lymphe, die ruhig und gleichmäßig unseren gesamten Körper, bis in die kleinsten Bereiche hinein durchzieht.

3. Luft - Tiere - Astralleib

Luftiges, Bewegliches, Leichtes, und alles was mit Gasaustausch zusammenhängt, finden wir in vielen Bereichen unseres Körpers, ist für uns aber vor allem in der Atmung erlebbar. Damit hängen alle unsere Möglichkeiten des Austausches zusammen, Sprache und Gesang werden getragen von Luft, Schall kann auch nur über die Luft an unser Ohr gelangen. In diesem Sinne ist die Luft das Kommunikationsmedium, ein soziales, seelenverbindendes Element. In diesem Luftigen lebt ein rhythmisches Element, so wie die Schwingungen der Luft den Klang vermitteln. Im Atem wird aber auch ein deutliches Innen und Außen erlebbar, welches die eigentliche Grundlage für ein Seelenleben darstellt. Erst wenn es Innen und Außen, ein “mein” und “nicht mein”, gibt, können Lust und Unlust, Begierden, Triebe, Freude und Leid empfunden werden. Die Möglichkeit der seelischen Empfindung, die wir mit den Tieren gemeinsam haben, nennen wir den Empfindungs- oder Astralleib. Im Menschen wird diese Kraft durch alles Luftförmige repräsentiert, z.B. durch die luftigen Höhlen im Kopfbereich, die gasigen Prozesse bei der Verdauung und im Atem.

4. Feuer - Menschen - Ich

Ecce Homo

Ja! Ich weiß, woher ich stamme!
Ungesättigt gleich der Flamme
Glühe und verzehr ich mich.
Licht wird alles, was ich fasse,
Kohle alles, was ich lasse:
Flamme bin ich sicherlich!

Dieses Gedicht von F. Nietzsche beschreibt die Verwandtschaft des menschlichen Ich, seines Selbstbewusstseins, seines geistigen Wesens mit der Flamme, den Qualitäten des Feuers und der Wärme. Be-geist-erung ist eine allesdurchdringende Wärmekraft, mitreißend, entflammend.

Für etwas begeistert zu sein, sich für etwas zu erwärmen, ist eine urmenschliche Qualität, wie die Kraft sich als eigenständiges, selbstbewusstes Wesen zu erkennen. Natürlich geht es dabei nicht nur um lodernde Begeisterung sondern auch darum, sich selber Aufgaben zu stellen, sein Leben zu gestalten, immer mehr ein aus Freiheit handelnder Mensch zu werden. Diese individuelle Kraft wird in der Anthroposophie “Ich” genannt. Es ist unser Wesenskern.

Obwohl es sich dabei um eine übersinnliche, geistige Qualität handelt, hat sie doch ihre körperlichen Korrelate. Zum einen kann man das Blut als alles durchwärmende Substanz dem Ich zuordnen. Auf der anderen Seite regelt mein Immunsystem, als Instrument des Ich, meine organische Beziehung zur Umwelt. Es reagiert auf alle Einflüsse meines Lebenslaufes, verarbeitet sie und bewahrt die körperliche Grundlage für meine Individualität. Unser Körper wird auch von unserem Ich, das dann manchmal auch Ich-Organisation genannt wird, gestaltet, man denke nur an die individuelle Ausprägung des Gesichts.

So haben wir vier sogenannte **Wesensglieder**:

Physischer Leib
Ätherleib
Astralleib
Ich

Diese vier Wesensglieder haben, ähnlich wie das schon für die Dreigliedrigkeit beschrieben wurde, verschiedene Aufgaben, stehen auch untereinander in variablen Beziehungen, und haben in ihrem Wirken in unserem Organismus wechselnde Schwerpunkte. Der Astralleib vermittelt uns nicht nur die Empfindungen, er hat auch einen Anteil, der im Körper tätig ist, das gleiche gilt auch für das Ich.

Untere und obere Wesensglieder

Nun können wir den physischen Leib zusammen mit dem Ätherleib als eine Einheit zu betrachten, als die sog. unteren Wesensglieder. Astralleib und Ich bilden dementsprechend zusammen die oberen Wesensglieder.

Wenn wir schlafen, verspüren wir weder Lust noch Unlustgefühle, und auch von den Aufgaben des nächsten Tages wissen wir glücklicherweise nichts. Wir gehen davon aus, dass sich der Astralleib und das Ich von Ätherleib und physischem Leib gelöst haben, denn nur wenn Astralleib und Ich z.B. das physische Gehirn benutzen können, kann man sich der Gedanken bewusst werden. Beim Aufwachen verbinden sich obere und untere Wesensglieder wieder miteinander. Dieses Lösen und Verbinden kann harmonisch verlaufen, oder aber gestört sein. Es kann sich auf den ganzen Organismus, oder auch auf einzelne Organgebiete beziehen.

Einschlafprobleme

Wenn man sich im Bett herumwälzt, die Gedanken einem wirr durch den Kopf gehen, man einfach keine Ruhe finden kann, ist das oft ein Zeichen dafür, dass der Astralleib sich nicht richtig vom Äther-und physischen Leib lösen kann. Diese Problematik kann als Einschlafstörung auftreten, kann aber einen Menschen auch sonst als Nervosität, "nicht-los-lassen-können", Aufgedrehtheit und Unkonzentriertheit quälen. Auch können manche Formen von Ängstlichkeit hier ihre Ursache haben. Dabei werden vor allem Vokale eine wichtige therapeutische Rolle spielen.

Aufwachschwierigkeiten

Wenn man nun nicht richtig wach wird, man so gar nicht recht in Gang kommen kann, alle Verrichtungen des Morgens einem schwer fallen, können sich u.u. die höheren Wesensglieder nicht richtig mit den unteren verbinden, man steht wie neben sich. Dabei kann das Gefühl, dass man seinen Körper nicht richtig ergreifen und handhaben kann, einen geradezu tollpatschig werden lassen. Wenn Kinder dieses erleiden, ist es möglich, dass sie **hyperaktiv** werden, dann viel zappeln und sich ziemlich unkontrolliert gebärden. Dies ist dann aber nicht so sehr weil sie zu wach sind, sondern eher weil sie zu schläfrig und müde sind, und die Flut der Eindrücke, zu denen quasi auch die eigenen Bewegungen gehören, nicht mehr verarbeiten können. Mit dem E kann man die oberen Wesensglieder an die unteren binden.

Diese beiden Tendenzen kann man auch auf einzelne Organe bezogen finden. Die **Epilepsie** wird in der anthroposophischen Medizin als eine solche Aufwachstörung betrachtet, wobei sich Ich und Astralleib im Anfall geradezu gewaltsam einen

Weg in den Leib und durch ihn hindurch in die Welt suchen. Auch hier ist das E und eine Reihe von Konsonanten, die alle Naturreiche erlebbar machen die Therapie.

25. Einige Patientengeschichten

Depression

Herr G., ein 38jähriger, gepflegt aussehender großer schlanker Mann klagt über Depressionen. Er ist niedergeschlagen, unkonzentriert, verspannt, und das seit Monaten, jetzt sei er krankgeschrieben, da er seinen Aufgaben als höherer Beamter überhaupt nicht mehr gerecht werden könne. Er sagt er habe schon immer einen Knacks im Selbstbewusstsein gehabt, da sei er schon immer schwächer gewesen. Außerdem sei er nie spontan und locker. Dennoch ist er zufrieden verheiratet. Psychopharmaka wurden ihm nicht verordnet, jedoch anthroposophische Medikamente.

Bei den ersten Übungen konnte man bemerken, dass Herr G. sich extrem langsam und sehr angestrengt bewegte. Die Bewegungen strömten nicht, sie waren sehr stockend und sahen so aus, als ob jede einzelne durchdacht werden müsste. Alles wirkte sehr angespannt. Mit heileurythmisch geschultem Blick konnte man den Eindruck bekommen, alsob das Denken, d.h. das Nerven-Sinnes-System mit seinen bremsenden und erstarrenden Kräften quasi auf den Bewegungen sitzt, und sie fesselt und beherrscht.

Der menschenkundliche Ansatz hilft dem Heileurythmisten hier ein Stocken im Bereich der Lebenskräfte, im Ätherleib zu sehen, vermutlich verursacht durch starke Bewusstseinskräfte, die sich durch die oben beschriebenen Bewegungen zeigten. Bei mangelndem Selbstbewusstsein muss man über alles was man tut nachdenken, nichts geht mit Selbstverständlichkeit. Die Kräfte des Nerven-Sinnes Systems wirken mit ihren Abbaukräften zu intensiv, sodass der Ätherleib nicht genügend regenerieren und aufbauen kann, der Lebensschwung, die Kraft erlahmt.

Heileurythmisch musste man also aus dem wässerigen Bereich einen Laut, das M, wählen, der die Aufgabe hatte, die Stockungen aufzulösen und den ganzen Lebensprozess wieder ins Strömen zu bringen. Der Vokal E, kräftig und dynamisch geübt, stärkt den Zusammenhang zwischen dem seelisch-geistigen und leiblich-ätherischen des Menschen, I die Kraft sich selbstbewusst in die Welt zu stellen. Außerdem wurden Raumformen, vor allem das Pentagramm und Lemniskaten geübt, um die Willenskräfte zu stärken.

Herr G. kam 16 mal zur Heileurythmie und hat trotz seiner Depression regelmäßig geübt. Er wurde selbstbewusster und tatkräftiger, auch seine Selbstwahrnehmung und Fähigkeit zur Abgrenzung entwickelten sich. Er erlitt einen leichten Rückfall als er seine anspruchsvolle Berufstätigkeit (vielleicht zu früh?) wieder aufnahm, dennoch verfügte er innerlich über bessere Möglichkeiten, die Situation zu meistern. Er musste nicht wieder krankgeschrieben werden, und erholte sich.

Migräne

Kevin ist ein 9 Jahre alter hellblonder Junge, normal gebaut. Er kommt ganz offen auf einen zu, und ist ziemlich gesprächig. Was man ihm so gar nicht ansieht ist, dass er häufig unter starken Migräne-Anfällen leidet, oft sonntags, aber auch an anderen Wochentagen. So ein ganz normales Kinderleben mit Vereinsaktivitäten z.B. ist für ihn gar nicht möglich, da er immer wieder von den Attacken ans Bett gefesselt wird.

Kevins Bewegungsbild ist von leichten Gleichgewichts- und Koordinationsproblemen geprägt. Außerdem schießt er geradezu in die Bewegungen, bevor er recht weiß, was er tun soll. Das gibt immer wieder Anlass zu Frustrationen und er wird missmutig und unmotiviert. Seine Beine und Arme wirken steif, und er hat wenig Ausdauer.

Mit Hilfe des dreigliedrigen Menschenbildes kann man hier einen zu eigenständigen Willensbereich sehen, schon bevor er sein Denken aktiviert hat, bewegt es drauflos. Diese am Bewegungsbild abzulesende Dynamik kann man auch in der leiblichen Konstitution vermuten, dass nämlich der Stoffwechsel mit seinen Aufbaukräften die Nerven-Sinnes-Organisation überspült, und so die Migräne auslöst. So aufgeschlossen wie Finn ist, hat er wenig Möglichkeiten sich aus der Welt wieder zurückzuziehen. Dies wirkte bei ihm wie konstitutionell veranlagt. Die Migräne ist dann eine Notwendigkeit des Organismus zum Rückzug, der letzte Ausweg für eine rhythmische Lebensgestaltung zwischen innen und außen.

Heileurythmisch wurde das IAO geübt, eine Übung für das Gleichgewicht zwischen Denken (I mit dem Kopf), Fühlen(O mit den Armen) und Wollen(A mit den Beinen). Das Ballen und Spreizen sollte den gesunden Wechsel zwischen Innen und Außen bis in die Lebenskräfte hinein neu veranlagen. Rhythmen, geklatscht, gelaufen und mit einer Kugel gegeben, unterstützten den beschriebenen Prozess. Klar und wach gestaltete Vokalsprünge gaben eine gute Verankerung im unteren Organismus, um dem ungestümen Heraufschlagen der Stoffwechselkräfte in den Kopf entgegenzuwirken. Diesen Prozess unterstützt auch das sog. Migräne-B, eine Bewegung, bei der man sich mit den Armen wie einhüllt, dann aber ganz tief in die Knie geht, als ob man dieses Einhüllende bis in den Stoffwechselbereich hineinträgt. Mit dem U bewirkte man in diesem Fall ein organisches " Ansichhalten", ein "In sich -Ruhen".

Kevin übte erstaunlicherweise auch zu Hause sehr beständig. Seine gesamte Körperkoordination wurde fließender und harmonischer. Die Migräne besserte sich nach wenigen Behandlungen sehr rasch, nach 10 Wochen war sie eigentlich " fast kein Thema " mehr. Dieser Erfolg bedarf sicherlich einer weiteren Behandlung, um eine dauerhafte Besserung zu gewährleisten.

Neurodermitis

Frau E. ist 39 Jahre alt, groß und schlank. Sie ist verheiratet, hat zwei Kinder (4 und 6 Jahre alt), ist aktiv, ehrgeizig und intellektuell, leistungsbereit.

Sie klagt über Neurodermitis an den Händen, die seit ½ Jahr besonders stark nässend, juckend sei.." Ich kann Ihnen keine Hand geben, die tropfen." Außerdem hat sie einen leichten Heuschnupfen.

Fr. E. bewegt sich recht zappelig und nervös. Besonders auffällig war die Steifigkeit in den Gelenken, fest und trocken, nicht fließend. Der Raum hinter ihr, in dem man eine Art Urvertrauen und Sicherheit haben kann, war sehr unbelebt, alles drängte und stürzte nach vorne.

In den Bewegungen vermisst man das wässrige Element, am deutlichsten wird jedoch die starke Betonung des Nerven-Sinnes-Poles. Die Bezeichnung Neurodermitis weist auf diesen Zusammenhang hin. Dieses einseitige seelisch-geistige Engagement im Nerven-Sinnes-System, vor allem der Haut, hat eine Vernachlässigung des Stoffwechsels zur Folge, die sich vor allem in der geschwächten Fähigkeit zum Abbau der Nahrungsmittel zeigt. Dadurch treten vermehrt Gifte im Organismus auf, die über die Haut ausgeschieden werden müssen. Es geht also darum, die Stoffwechselfähigkeit zu stärken und die Nerven-Sinnes-Aktivität zu dämpfen.

Zunächst wurden rhythmische Schreitübungen gearbeitet, um den starken Bewegungsdrang der Patientin aufzugreifen und ihn in eine rhythmisch geordnete, und damit heilsame Qualität zu verwandeln. Außerdem bewirkt diese Übung mit ihrem dreigliedrigen Aufbau von Heben, Tragen und Stellen des Fußes eine ideale Harmonisierung von Wollen, Denken und Fühlen des Menschen.

Die Konsonanten T, S und M haben hier die Aufgabe die Verdauungskräfte zu stärken.

Das T ist eine Gebärde, die weit in die Umgebung hinausgreift, und dann, alles versammelnd, von oben nach unten in den Organismus einströmt. Das T öffnete den hinteren Raum, mehr Ruhe und Vertrauen war die Folge.

Das T hat aber vor allem eine Wirkung auf die Verdauung, hilft den Abbauprozess der Nahrungsmittel zu verstärken, im weitesten Sinne die Fremdheit der von außen kommenden Substanzen zu überwinden.

Das S wurde von oben nach unten ruhig und bestimmt in der Bewegungsführung geübt, d.h. der obere Nerven-Sinnes-Mensch verbindet sich mit dem Stoffwechselbereich. Außerdem beruhigt, besänftigt und formt das S die überschiessende Reaktion des Immunsystems auf äußere Erregungen.

Mit dem weichen, einfühlsamen und strömenden M wird die Seele dem Körper, d.h. dem Ätherleib näher gebracht, zu heftige Reaktionen werden wieder in den gleichmäßigen Strom eingegliedert, wie er dem Lymphstrom eigen ist. Im weiten, klaren Winkel der nach oben, vorne oder unten geöffneten A-Gebärde wird Klarheit an den Organismus weitergegeben, es wird ein offenes "Bei-sich-Sein" bewirkt. Die Haut ist unsere Hülle, und so hat das umhüllende B die Funktion, die Prozesse, die die Hautbildung bewirken, zu unterstützen. Gleichzeitig regt das "B" die Entgiftung in den Nieren an.

Fr. E. hat regelmäßig geübt, ihre Bewegungen wurden geschmeidiger, fülliger und ruhiger. Der hintere Raum öffnete sich, alles schien mehr auf den Boden zu kommen und wirkte weniger flirrig. Nach drei Wochen waren die Hände trocken, nach weiteren zwei Monaten traten kaum mehr juckende und nässende Perioden auf.

Vier Jahre später erzählte Fr. E.: "Gelegentlich kommt die Neurodermitis wieder, dann mache ich einige Tage meine Übungen, und dann geht es wieder weg."

Steife Schulter, Frozen Shoulder, adhäsive Kapsulitis

Frau P. ist 45 Jahre alt, ledig, sehr schlank und sanguinisch. Sie hatte gerade eine sehr anstrengende und bewegte Zeit mit Berufs- und Wohnortwechsel hinter sich. Nun war sie dabei sich in der zweiten Stelle innerhalb kürzester Zeit als Krankenschwester einzuarbeiten.

Sie klagte über starke Verspannungen im Schulter-Nacken-Bereich. Außerdem war die rechte Schulter sehr schmerzhaft, schon kleinste Bewegungen des rechten Oberarmes führten zu einer völlig verkrampften Haltung mit hochgezogenen Schultern. Der rechte Arm konnte also fast nicht bewegt werden. Insgesamt war sie sehr erschöpft. Vor vier Jahren hatte sie ein Schleudertrauma erlitten.

Bei den ersten Bewegungen wirkte Frau P. vom Nacken und den Schultern abwärts wie versteift, strömende Bewegungen mit den Armen waren überhaupt nicht möglich. Bei Bewegungen mit den Beinen und Füssen war sie etwas hastig und wenig bewusst. Insgesamt wirkte sie etwas fahrig.

Zunächst gingen wir in der Behandlung von einer sehr massiven Verspannung aufgrund der Überlastung aus. Demzufolge versuchten wir in der Arbeit die belebenden Kräfte des Ätherleibes durch L und M zu stärken. Da Frau P. ihre Arme nicht ohne verspannenende Fehlbewegungen benutzen konnte wurden diese Laute anstatt mit den Armen mit den Beinen oder mit dem ganzen Körper geübt und als Raumformen gelaufen. Außerdem wurden zur Belebung viele Rhythmen sehr intensiv gearbeitet. Durch die Diagnose der Steifen Schulter durch den Orthopäden wurde die Behandlung wesentlich erweitert. Bei dieser Erkrankung handelt es sich im weitesten Sinne um eine zunächst entzündliche, dann aber ablagerungsbedingte (Kalkablagerungen im Gelenk) Bewegungsstörung, die zu einem Bewegungsstopp führte. So nahmen wir das S in seinem feurig-auflösenden Charakter hinzu. Zuerst wurde mit dem gesunden Arm geübt, dann sollte der kranke es nachempfinden. Ganz allmählich konnte der kranke Arm auch ganz klein die Bewegungen mitmachen. Als die Verspannungen des Nackens nachließen konnten immer mehr Bewegungen mit den Armen gemacht werden. Das offene, staunende A half dabei, die Bewegungen immer leichter, weicher und höher steigen zu lassen.

Im Laufe von 20 Behandlungen besserte sich die Schulter soweit, dass Frau P. ca.3/4 der Bewegungsfähigkeit wiedererlangt hatte, sie konnte den Arm schmerzfrei über Schulterhöhe heben, obwohl der Orthopäde mit einem Krankheitszustand von mindestens zwei Jahren gerechnet hatte. Damit war sie dann auch wieder arbeitsfähig.

Rheuma

Herr M., 58 Jahre alt, etwas untersetzt, hat vielfältige Beschwerden: Nierenschwäche, Herzbeschwerden, Angina Pectoris, Rückenbeschwerden, aber auf dem Vordergrund steht z.Z. eine beginnende Polyarthritis (PCP). Er ist sehr erschöpft, er werde überhaupt nie richtig wach, kann sich nicht konzentrieren. Am schlimmsten sind die Schmerzen im Rücken und an den Händen, wo sie verschiedene Gelenke befallen.

Herr M. spricht mit leiser Stimme und undeutlich. Er wirkt wie von einer großen Last gedrückt.

Bei den ersten Übungen war ein aktiver, kräftiger Schritt zu sehen, aber nach oben hin war alles schwer. Der Brustraum wirkte fest, fast wie gepanzert, die Armgebärden waren dementsprechend auch mühsam und lastend.

Die Bewegungen waren nicht trocken, sie hatten durchaus fließenden Qualitäten, sodass nicht primär der Ätherleib unterstützt werden musste. Mit heileurythmischem Blick sah man im oberen Menschen eine Schwere, die zuwenig Luftigkeit und Leichte hat, im unteren Menschen, z.B. in den kräftigen Schritten ein starkes Engagement des Astralleibes. Hier ging es um eine Regulierung der Tätigkeit des Astralleibes. Dass der Brustraum so fest war, und auch die Sprache nicht richtig strömen konnte, könnte man auch als Anzeichen dafür sehen, ebenso deutet die Schwäche der Nieren darauf hin, dass es im Bereich des Astralleibes Unregelmäßigkeiten gibt.

Der Luftlaut R in verschiedenen Varianten war also die wichtigste Übung, wobei es ganz groß, alles durchluftend und erleichternd, oder auch nur ganz klein, mit Händen und Fingern geübt wurde. Mit den Klängen der Leier konnten sich die Arme, und damit der Astralleib, in Tonhöhegebärden leicht hinauftragen lassen.

Für rheumatische Erkrankungen gibt es eine bestimmte Lautfolge von Rudolf Steiner, die je nach Art der Erkrankung angewandt werden kann: O-L-O-R-O-M-O. Das R steht an zentraler Stelle, die Laute L und M, die den Bewegungsstrom fördern können rahmen es ein. Alles wird durchzogen vom O. Mit dem O gehen wir liebevoll auf etwas zu, werden seelisch weiter, d.h. wir können den Astralleib ein wenig aus den unteren Wesensgliedern herausheben, fast wie bei einem kleinen Einschlafen. Begleitet von den Konsonanten L, R und M kann es zu einem verbesserten Gleichgewicht der Wesensglieder in Bezug auf den Astralleib kommen

Für Herrn M. schien es außerdem wichtig zu sein ganz fein differenziert, mit künstlerischem Empfinden zu bewegen. So arbeiteten wir an einem Gedicht von Friedrich Hebbel, zu dem in passender Weise die Laute der Rheuma-Übung gemacht wurden.

Die Weihe der Nacht

Nächtliche Stille!
Heilige Fülle,
Wie von göttlichem Segen schwer,
Säuselt aus ewiger Ferne daher.
Was das lebte,
Was aus engem Kreise
Auf ins Weitste strebte,
Sanft und leise
Sank es in sich selbst zurück
Und quillt auf in unbewußtem Glück.

Und von allen Sternen nieder
Strömt ein wunderbarer Segen,
Dass die müden Kräfte wieder
Sich in neuer Frische regen,
Und aus allen Finsternissen
Tritt der Herr, so weit er kann,
Und die Fäden, die zerrissen,
Knüpft er alle wieder an.

Dieses Gedicht, das auf eine so schöne Art auch die geheimnisvolle Wirkung der Heileurythmie beschreibt, gab Herrn M. neue Kraft und Leichtigkeit, und die Schmerzen ließen nach.

26. Heileurythmie in der Krebsbehandlung

Wenn man den Aussagen LeShans (in: Psychotherapie gegen den Krebs) folgt, scheint eine Ursache der Krebserkrankung zu sein, dass die Patienten nicht "ihre eigene Melodie singen", d.h. ihr ganz ureigener Lebensimpuls scheint verloren zu sein. Ausgerechnet Krebspatienten werden nach der Diagnose in einen Ausnahmezustand versetzt, in dem sie nicht mehr Herr über das Geschehen sein können. Eine Notwendigkeit jagt die andere; Operation, Chemotherapie oder Bestrahlungen. Der Krebspatient gerät mehr als jeder andere in eine medizinische Maschinerie.

So kann ein erster Ansatz für eine heileurythmische Behandlung sein, dass der Krebspatient selber in Bewegung kommt, dass er als ganzer Mensch, mit Denken, Fühlen und Wollen aktiv gesundende Bewegungen ausführt.

Die Einzelheiten der heileurythmischen Krebsbehandlung können hier nur angedeutet werden.

Es werden häufig die Vokale O und E geübt. Mit dem O wird ein warmes Strömen, ein "Seelischerwerden" für sich selber geübt, mit dem E ein Verbinden des Ich mit dem Ätherleib, aber auch ein Abgrenzen und "Bei-Sich-Sein". Schon mit diesen zwei Vokalen kann die Suche und die Verbindung zum eigenen Lebensimpuls beginnen und bis ins Organische weiter wirken.

Wenn Sie bereits fest gewordenen Ton wieder zum Plastizieren und für neue Gestaltung verwenden wollen, müssen Sie ihn feucht machen und durchkneten. Diese Arbeit verrichtet im übertragenen Sinn organisch das M, das L verleiht dem Organismus Leichte-Kräfte.

Dahinein kann die individuelle Persönlichkeit sich organisch neu mit dem I manifestieren. Das B gibt dem neu gewordenen Organismus eine schützende Hülle, mit dem D verbindet man sich erneut mit der Erde.

Diese Lautfolge, O-E-M-L-I-B-D wurde zur Behandlung einer Brustkrebspatientin von Rudolf Steiner angegeben. Trotz dieser individuellen Anordnung kann man ihre Gültigkeit auch für andere Krebspatienten erleben. In jeder Behandlung entwickeln sich eigene Schwerpunkte, es können auch ganz andere Laut ausgewählt werden.

So wie hier ist die sogenannte Krebsreihe sehr einseitig und einfach dargestellt. Viele Aspekte, die in der anthroposophischen Medizin eine wichtige Rolle spielen, z.B. Organbeziehungen, können nur im Zusammenhang mit einer ausführlichen Darstellung der Krebserkrankung aus anthroposophische Sicht dargestellt werden.

27. Bei welchen Krankheiten hilft die Heileurythmie?

Allgemeinmedizin:

Krebserkrankungen aller Art,
Allergien, Heuschnupfen, Asthma
Rezidivierende Entzündungen
Störungen des Verdauungssystems
Degenerative Erkrankungen , z.B. Arthrose
Rheumatische Erkrankungen
Vegetativer Erschöpfungszustand
Konzentrationsschwäche, Schlafstörungen
Gedächtnisschwäche…

Kinderheilkunde:

Einschlafprobleme, Ängste, Bettnässen
Haltungsprobleme, Kieferfehlstellungen, Rachitis
Entwicklungsstörungen, Stottern
Verbesserung der Geschicklichkeit…

Heilpädagogik:

Sprachanbahnung
Konstitutionelle Deformationen
Down Syndrom, Microcephalie,…

Psychosomatik:

Funktionelle Störungen des Herzens
Erkrankungen des Verdauungstraktes
Neurodermitis

Kopfschmerzen, Migräne…

Psychotherapie:
Unterstützung einer Psychotherapie
Stärkung des Selbstbewusstseins
Abgrenzungsfähigkeit
Ängste, Unausgeglichenheit
Verbesserung der Selbstwahrnehmung…

Psychiatrie:
Depressionen, Psychosen
Angst- und Zwangserkrankungen
Persönlichkeitsstörungen
Dissoziative Störungen
Magersucht…

Neurologie:
Morbus Parkinson
Multiple Sklerose
Schlaganfall
Epilepsie…

Orthopädie:
Wirbelsäulen- und Haltungsprobleme
Fußschmerzen
Sudeck, Frakturbehandlung…

Gynäkologie:
Menstruationsbeschwerden
Beschwerden im Klimakterium
Brustkrebs…

Augenheilkunde:
Kurz- und Weitsichtigkeit, Schielen bei Kindern, Astigmatismus
Diabetische Netzhauterkrankung
Glaukom
Netzhautablösungen…

Nun sind oben die verschiedensten Erkrankungen genannt, die z.T. mit Heileurythmie wirklich geheilt werden können. Z.T. können sie gelindert, aufgehalten, oder erträglicher gemacht werden. In den meisten Fällen werden parallel zur Heileurythmie auch anthroposophische Medikamente verordnet, wobei man immer wieder erlebt, dass sich Medikamente und Heileurythmie außerordentlich gut ergänzen, und manchmal erst in Kombination eine durchschlagende Wirkung erzielen.

Jeder Heileurythmist wird aus den Gesichtspunkten der Schulmedizin, der verschiedenen Ansätze der anthroposophischen Medizin, seiner persönlichen Erfahrung und natürlich aus dem, was sich in der Begegnung mit dem Patienten ergibt, eine Therapie entwickeln, und dabei den Patienten ein mehr oder weniger langes Stück auf seinem Weg zu Gesund- und/oder Selbstwerdung begleiten.

Anthroposophischer Hintergrund

28. Rudolf Steiner

Rudolf Steiner hat ab 1912 jungen, interessierten Frauen die ersten eurythmischen Elemente zum Üben gezeigt, die auch schon bald danach in kleinen Aufführungen dargestellt wurden. Bis zu seinem Tod 1925 hat er immer weiter der jungen Kunst weitere Formen, Übereinstimmungen von Lauten, Tönen, Intervallen usw. mit Bewegungen gegeben. Die wachsende Schar der Eurythmistinnen gingen sofort daran Gedichte, Musikstücke, ja bis hin zu dramatischen Szenen z.B. aus dem Faust (Goethe) auszuarbeiten und aufzuführen.

Zunächst stand also die Eurythmie als Kunstform im Vordergrund. Nachdem Steiner einigen Ärzten Anregungen für eine Erweiterung der Medizin gegeben hatte, beantwortete er auch die Frage nach einer therapeutischen Erweiterung der Eurythmie 1924 durch einen Vortragskurs. Dieser Kurs bietet die Grundlage auf der seitdem Hunderte von Heileurythmisten fast auf der ganzen Welt diese Therapie ausüben und weiter entwickeln.

Aus welchen Quellen hat Steiner geschöpft, was war sein spiritueller Hintergrund?

Rudolf Steiner wird 1861 als Sohn österreichischer Eltern im damaligen Ungarn, im heutigen Kroatien geboren. Schon als Knabe hat er eine Art natürliche Hellsichtigkeit. 1879 besteht er sein Abitur mit Auszeichnung. In Wien studiert er Naturwissenschaften, hat aber auch bedeutende Lehrer für seine geisteswissenschaftlichen Interessen. Er beschäftigt sich intensiv mit Goethe und wird 21-jährig mit der Herausgabe von Goethes Naturwissenschaftlichen Schriften beauftragt. Es entstehen erste Schriften im Rahmen seiner Goethestudien.

1891 promoviert er im Bereich Philosophie, es entstehen weitere Werke mit philosophischem Hintergrund. Seine innere geistige Welterfahrung hält ihn nicht ab, sich intensiv mit anderen Menschen und deren Ansichten auseinander zusetzen.

1897 siedelt er nach Berlin um, arbeitet in literarischen Zusammenhängen und wird ab 1899 Lehrer an der Arbeiter-Bildungsschule, wo er Vorträge und Kurse gibt.

Seine Vorträge über die geistige Entwicklung und Geschichte der Menschheit werden immer spiritueller, entstammen inhaltlich immer mehr seinen eigenen geistigen Forschungen, erregen aber desto mehr Widerstand, sodass Steiner eine andere Plattform für sein Wirken in der Theosophischen Gesellschaft fand, deren Generalsekretär er ab 1902 war. Der von Überlieferungen aus indischen Quellen gespeisten Theosophischen Gesellschaft stellt Steiner aus eigener Forschung erarbeitete Erkenntnisse gegenüber, die er mit naturwissenschaftlicher, westlicher Forschergenauigkeit betreibt. In dieser Zeit beschreibt er in Büchern und Vorträgen u.a. das drei- und viergliedrige Menschenbild, aber auch geistige Hintergründe für die Erdentwicklung und die Reinkarnation. Durch diese Eigenständigkeit wird 1913 die Gründung der Anthroposophischen Gesellschaft nötig (Anthropos=Mensch, Sophia=Weisheit). Steiner reist durch ganz Europa und hält Vortragszyklen zu Themen wie Religion und Kunst. Ab 1913 wird in Dornach (Schweiz) ein Zentrum für die neue Bewegung errichtet, das Goetheanum.

Nach dem 1. Weltkrieg widmet sich Steiner zunehmend sozialen Fragen und der Erneuerung mehrerer Lebensgebiete: Waldorfpädagogik, Heilpädagogik, Medizin, Landwirtschaft, Christengemeinschaft, soziale Dreigliederung, künstlerische Impulse wie die Eurythmie und Sprachgestaltung. Zu all diesen Themen hält er Kurse, die von den jeweiligen Berufsgruppen erbeten wurden. In der Sylvesternacht 1922 wird das aus Holz errichtete Goetheanum, an dem Menschen aller europäischen Nationen gebaut hatten, durch Brandstiftung zerstört. Steiner entwirft das zweite Goetheanum in einer völlig anderen Gestalt.

Seine letzten Lebensjahre widmet er neben der Unterstützung der neu gegründeten Initiativen der Darstellung der Verhältnisse von Karma und Reinkarnation. Rudolf Steiner stirbt am 30.März 1925.

29. Anthroposophie

Was also ist Anthroposophie? Aus der kurzen Biographie Steiners und den Darstellungen des Menschenbildes haben Sie schon viele Aspekte kennengelernt: Es gibt eine Welt, die unseren normalen Sinnen nicht zugänglich ist, für die man die Wahrnehmungsorgane erst entwickeln muss. Steiner hat dafür ein Buch " Wie erlangt man Erkenntnisse der höheren Welten" geschrieben. Wenn man aber diese Wahrnehmungsfähigkeiten noch nicht erworben hat, was wohl für die meisten unter uns gilt, kann man sich doch mit den Aussagen der Anthroposophie beschäftigen. Wer unvoreingenommen und mit gesundem Menschenverstand die Ideen der Anthroposophie durchdenkt oder im praktischen Leben anwendet, kann ihren Wahrheitsgehalt erleben. Durch diesen aktiven Umgang mit solchen spirituellen Inhalten verändert man sich als ganzer Mensch.

Anthroposophie ist keine Sekte, man wird zu nichts verpflichtet, nicht finanziell ausgenommen, nicht indoktriniert, man kann kommen und gehen wann man will. Es gibt die anthroposophische Bewegung, dazu werden sich wohl viele zugehörig fühlen, die dem Geistesgut der Anthroposophie verbunden sind. Die Mitglieder der Anthroposophischen Gesellschaft sind auch zu nichts verpflichtet, wollen nur durch ihre Mitgliedschaft eine intensivere Verbindung zu den geistigen Impulsen pflegen. Anthroposophie ist trotz ihrer grundsätzlich christlichen Ausrichtung für alle Religionen und Rassen offen. So ist es auch möglich, dass es anthroposophische Institutionen in allen Erdteilen gibt, Waldorfpädagogik existiert z.Z. in 76 Ländern.

Wenn Sie als Patientin oder Patient Heileurythmie bekommen möchten brauchen Sie sich überhaupt nicht mit Anthroposophie zu beschäftigen, es wird auch keinem Heileurythmisten daran gelegen sein, anthroposophische Inhalte mit Ihnen zu besprechen. Es könnte natürlich schon sein, dass eine geistige Neuorientierung einen Gesundungsprozess unterstützen würde, aber wie und welche Wege ein Patient dabei einschlägt, bleibt ganz ihm überlassen. Hat der Patient aber Fragen, die aus dem anthroposophischen Ansatz besprochen werden können, kann das durchaus auch vom Heileurythmisten aufgegriffen werden.

30. Krankheit auf dem Hintergrund von Reinkarnation und Karma

Die Wiederholung unseres Lebens auf der Erde im Dienste einer kontinuierlichen Weiterentwicklung ist eine wesentliche Grundannahme der Anthroposophie. In jedem Leben werden gewisse Fähigkeiten erworben, die in verwandelter Form im nächsten Leben als Begabung vorhanden sein können. Aber auch Versäumnisse oder Schulden haben einen Abdruck im nächsten Leben und stellen sich oft als Stolpersteine, die zur Entwicklung aufrufen, dar. Den Ausgleich, der sich in diesem Leben für ein vorhergehendes einstellt, nennt man Karma. Karmischer Ausgleich verläuft mit Gesetzmäßigkeiten, die Steiner vor allem am Ende seines Lebens erforschte und darstellte. Zum persönlichen Karma gehören bestimmte Menschen, denen man sowohl in Sympathie wie auch in Antipathie verbunden sein kann. Es gibt auch ein übergeordnetes Karma, das ganze Gruppen von Menschen verbindet.

Der Karma-Gedanke schließt die Freiheit nicht aus, denn in jedem Moment ist der Mensch frei, neue Wege zu gehen, den Situationen mit neu zu erwerbenden Fähigkeiten zu begegnen, neue Impulse für das weitere Leben zu ergreifen.

Krankheiten kann man als Helfer auf diesem Weg betrachten, kommen sie doch manchmal wie aus "heiterem Himmel". Oft kommt eine Genesung zustande, wenn man etwas grundsätzlich Neues gelernt hat, was mit der Krankheit vielleicht gar nicht zusammenzuhängen scheint, was sie einem aber ermöglicht hat.

Viele Menschen haben von diesen Zusammenhängen durchaus ein Gefühl, wenn sie fragen: Was für einen Sinn hat meine Krankheit? Manchmal kann man in der bisherigen Biographie einen Sinn finden, oft aber misslingt dieser Versuch. Denken Sie nur an die Krebserkrankungen kleiner Kinder. An bloßen Zufall oder Pech zu glauben widerstrebt vielen Menschen. Da kann der Gedanke an Reinkarnation hilfreich sein, auch wenn man mit Spekulationen sehr vorsichtig sein muss. Allein das " Fürmöglichhalten" derartiger Zusammenhänge verschafft einem eine andere Einstellung zu Krankheiten.

Nun könnte man meinen, dass es zu einer gewissen Gleichgültigkeit oder Überheblichkeit führen könnte, weil man z.B. denkt: Der hat sich das ja alles im letzten Leben selbst eingebrockt. Aber das Gegenteil ist der Fall. Mehr Respekt und Achtung vor dem Wirken so großer Kräfte und dem Ringen jedes Menschen um seine individuelle Entwicklung, gerade wenn es ihn durch tiefste Abgründe führt, sind die Folge. Dies ist der wahre Boden, auf dem die anthroposophischen Initiativen arbeiten, wodurch z.B. in anthroposophischen Kliniken ein viel respektvollerer Umgang mit den Menschen möglich wird als in der heute üblichen mechanistischen Medizin.

Durch Übungen kann man sich einen mehr oder weniger tiefen Einblick in die karmischen Verhältnisse verschaffen. Wie Sie oben gesehen haben, muss mit jeder Entwicklung in dieser Richtung gleichzeitig eine moralische Entwicklung einhergehen, d.h. anthroposophische Gedanken kann man nicht nur lernen, man verändert sich auch mit ihnen.

31. Heileurythmie mit geistig-behinderten Menschen

Wenn man die Idee von Reinkarnation und Karma zugrunde legt, bekommt das Phänomen "geistige Behinderung" eine ganz neue Dimension.

Ein Spitzenpianist spielt auf einem verstimmten Klavier, trotz seines Könnens wird seine Musik schrecklich klingen und die Mitmenschen nicht erreichen. Ähnlich kann man die Situation eines geistig-behinderten Menschen sehen. Seine Leiblichätherische Konstitution ist wie ein verstimmtes Klavier, und der an sich gesunde geistige Wesenskern, das Ich, kann sich durch ein solches Instrument nicht richtig offenbaren.

Dieses Ich geht durch die Inkarnationen und schafft sich in der Zeit zwischen den Verkörperungen auf der Erde die Voraussetzungen für das kommende Erdenleben. Es kann gar nicht krank sein, es ist unzerstörbar. Es könnte jedoch einen karmischen Grund geben, dass ein Mensch eine Inkarnation unter den Bedingungen der Behinderung antritt, im nächsten Leben kann er sich u.U. mit neuen Kräften als außerordentlich gut begabter Mensch zeigen.

In anthroposophischen Kreisen spricht man meistens von "Seelen-pflege-bedürftigen" Menschen. Damit zeigt sich die Haltung, dass man die zwischen Geist und Körper vermittelnde Seele pflegt und stärkt um dem Geistwesen doch noch zu einem möglichst umfassenden Eingreifen und Umgestalten des Leibes zu verhelfen, sodass dieses Geistwesen hier und da unverstellt in Erscheinung treten kann.

Auch damit positive Kräfte und Erfahrungen den Weg in eine neue Inkarnation ebnen, werden Körper und Seele ganz besonders umsorgt. So arbeitet man in die Zukunft hinein.

Die Heileurythmie mit ihrer Möglichkeit, bis in die konstitutionell veranlagten Schichten zu wirken, hat hier eine besonders wichtige Aufgabe. Die oben beschriebene anthroposophische Menschenkunde bietet auch in der Betrachtung der verschiedenen Behinderungen eigenständige Ansätze. Hier steht die Genesung gleichwertig neben der Arbeit für ein gutes Ergreifen des Leibes durch die geistige Individualität als Basis für ein nächstes Leben.

32. Kosmische Kräfte in der Heileurythmie

“Am Anfang schuf Gott Himmel und Erde. Und die Erde war wüst und leer, und es war finster auf der Tiefe; und der Geist Gottes schwebte auf dem Wasser. Und Gott sprach: Es werde Licht! Und es ward Licht.”

“ Im Urbeginne war das Wort, und das Wort war bei Gott”.

Wortkräfte erschufen die Welt, so könnte man aus diesen Texten aus der Bibel schließen.

Die Astrologie zeigt unseren Zusammenhang mit den kosmischen Rhythmen in oft beeindruckender Weise. Auch die neuere Esoterik spricht über Zusammenhänge zwischen Edelsteinen, Bäumen und Planeten u.v.m.. Magische Zeichen , wie die Runen konnten Kräfte entfalten.

Durch Rudolf Steiner sind Zusammenhänge zwischen Körperorganen und Planeten einerseits, Planeten, Tierkreiskräften und Lauten andererseits dargestellt worden.

Kann es nicht sein, dass in den Kräften der Laute, die wir mit Hilfe der Eurythmie neu kennenlernen können, kosmische Kräfte wirksam sind, die im Urbeginn der Welt das Leben auf der Erde gestalteten?

Das muss den Ergebnissen der naturwissenschaftlichen Forschung über die Entstehung des Lebens gar nicht widersprechen, es fügt jedoch eine weitere, geistige Dimension hinzu.

So hätten wir mit der Heileurythmie eine Therapieform, die mit denjenigen Kräften umgeht, die zu Beginn unserer Evolution an unserem Leib tätig waren, und die vielleicht in der Entwicklung eines jeden menschlichen Leibes nach wie vor beteiligt sind. Auch hier gilt, dass diese Idee der naturwissenschaftlichen Anschauung nicht widerspricht, wir müssen uns nur aus den gewohnten kausalen Denkbahnen lösen, um etwas Zusätzliches für möglich zu halten. Wodurch das Leben wirklich seinen Anfang genommen hat kann allen Ernstes auch heute noch kein Naturwissenschaftler erklären.

33. Die Ausbildung zur Heileurythmistin

Zunächst muss die zukünftige Heileurythmistin ein vierjähriges Eurythmie-Studium absolvieren. In dieser Zeit wird vor allem die Eurythmie als Kunst gelernt, d.h. durch die eurythmischen Bewegungen werden z.B. Gedichte, Geschichten Märchen, oder dramatische Szenen sichtbar gemacht. In der Toneurythmie werden Musikstücke eurythmisch erarbeitet (siehe Kapitel 16). Alles dies geschieht häufig in Gruppen. Das Wahrnehmungsvermögen für feinste seelisch-geistige Bewegungsprozesse wird durch das Sichtbarmachen aller seelischen Bewegungen mit Hilfe der Lautbewegungen oder musikalischen Grundelemente in allen nur denkbaren Varianten geschult. Choreographische Arbeit schärft die Aufmerksamkeit für die Bewegungen zwischen den Menschen. In der Eurythmie werden die Bewegungen auch in der Kunst nicht hauptsächlich unter dem Gesichtspunkt der persönlichen Interpretation, sondern auch nach den gesetzmäßig in der Sprache oder Musik liegenden ätherischen Bewegungen erarbeitet.

Nach diesem Grundstudium muss man einige Jahre als Eurythmistin arbeiten, d.h. entweder unterrichten, Kurse geben oder in der künstlerischen Arbeit als Bühneneurythmistin tätig sein.

Erst dann kann die eigentliche Heileurythmie-Ausbildung angeschlossen werden, die dann noch einmal 1 ½ Jahre dauert. In dieser Zeit lernt man die Verwandlungen der Laute in heileurythmische Kräfte. Auf dem Lehrplan stehen u.a. Anatomie, allgemeine und spezielle Krankheitslehre, Embryologie, Heilpädagogik und die Vertiefung der anthroposophischen Menschenkunde. In einem ½ jährigen Praktikum übt man sich im Umgang mit kranken Menschen. Eine Diplomarbeit schließt die Ausbildung ab.

Alle diese Studien finden in der Regel als Vollzeitausbildungen statt, die Ausbildungsstätten sind privat, d.h. man muss Studiengebühren entrichten.

Danach muss die Heileurythmistin sechs Monate mit einer erfahrenen Kollegin zusammenarbeiten, 450 durchgeführte Behandlungen nachweisen und einen schriftlichen Therapieverlauf einreichen, um als vollgültiges Mitglied in den Berufsverband Heileruythmie aufgenommen zu werden. Dadurch erlangt sie auch die Anerkennung der Krankenkassen, die die Kosten einer Heileurythmiebehandlung erstatten.

Anhang

Hinweise auf weiterführende Literatur:

Eurythmie und Heileurythmie

- Armstrong, Daniela: Augen-Heileurythmie. Verlag am Goetheanum
- Bort, Julia. Heil-Eurythmie mit Seelepflege-bedürftigen Kindern. Natura Verlag
- Dubach, Annemarie: Grundelemente der Eurythmie. Philosophisch-Anthroposophischer Verlag
- Grimm, Rüdiger (Herausg.): Heilende Kräfte in der Bewegung. Verlag Freies Geistesleben
- Heusser, Peter (Herausg.): Heileurythmie und Hygienische Eurythmie. Verlag am Goetheanum
- Kirchner-Bockholt, Magarete: Grundelemente der Heil-Eurythmie. Philosophisch-Anthroposophischer Verlag
- Steiner, Rudolf: Eurythmie als sichtbare Sprache. Rudolf Steiner Verlag
- Steiner, Rudolf: Eurythmie als sichtbarer Gesang. Rudolf Steiner Verlag
- Steiner, Rudolf: Heileruythmie. Rudolf Steiner Verlag
- Steinke, Ursula: Lesebuch Heileurythmie. Verlag Ch. Möllmann
- Wennerschou, Lasse: Was ist Heileurythmie. Verlag am Goetheanum

Anthropsophische Medizin

- Fintelmann, Volker: Krebssprechstunde. Verlag Urachhaus
- Fintelmann, Volker: Alterssprechstunde. Verlag Urachhaus
- Fintelmann, Volker Intuitive Medizin. Hippokrates Verlag
- Glöckler, Michaela: Kindersprechstunde. Verlag Urachhaus
- Heide,von der, Paul: Therapie mit geistig-seelischen Mitteln. Verlag am Goetheanum
- Holzapfel, Walter: Im Kraftfeld der Organe. Verlag am Goetheanum
- Husemann/Wolff: Das Bild des Menschen. Verlag Freies Geistesleben
- Steiner, Rudolf: Geisteswissenschaft und Medizin. Rudolf Steiner Verlag
- Steiner/Wegmann: Grundlegendes für eine Erweiterung der Heilkunst. Rudolf Steiner Verlag
- Steiner, Rudolf: Heilpädagogischer Kurs. Rudolf Steiner Verlag
- Treichler, Markus: Sprechstunde Psychotherapie. Verlag Urachhaus
- Treichler, Rudolf: Die Entwicklung der Seele im Lebenslauf. Verlag Freies Geistesleben.

Adressen:

Hinweise zur Heileurythmie im Internet:

www.berufsverband-heileurythmie.de

www.goetheanum.ch

www.koerpererfahrung.de

www.sht-forum.de

Hier können Sie die Adressen von Heileurythmistinnen und Heileurythmisten in Ihrer Umgebung erfahren:

Berufsverband Heileurythmie

Roggenstr. 82

70794 Filderstadt

Tel. 0711/7799723

Email: sekretariat@berufsverband-heileurythmie.de

Hier finden Sie in Ihrer Nähe arbeitende anthroposophische Ärzte:

Gesellschaft anthroposophischer Ärzte

Roggenstr. 82

70794 Filderstadt

Tel. 0711/7799711

Gesetzliche Krankenkassen, die z.Z. die Heileurythmie in ihrem Leistungskatalog aufgenommen haben erfragen Sie bitte beim

Berufsverband Heileurythmie

Roggenstr. 82

70794 Filderstadt

Tel. 0711/7799723

Email: sekretariat@berufsverband-heileurythmie.de

Seit vielen Jahren finanziert die Securvita BKK als gesetzliche Krankenkasse die Heileurythmie, deshalb sei sie hier speziell erwähnt:

Die Autorin:

Diplom-Psychologin (BDP), Heileurythmistin (BVHE), Gestalttherapeutin (HPG)

Sabine Peterssen wurde 1958 in Herne geboren und besuchte nach der Grundschule die Hiberniaschule in Wanne-Eickel, eine Waldorfschule mit besonderer Ausrichtung auf praktische Berufe. Nach der 12. Klasse ging sie als „ Au-Pair-Girl" für ein Jahr nach Hong Kong um danach das Abitur zu erlangen.

Es folgte die 4-jährige Eurythmie-Ausbildung zunächst in London, dann in Den Haag, eine pädagogische Ausbildung erhielt sie ebenfalls in Holland. Erste Erfahrungen als Lehrerin in Emmen (NL). Bühnentätigkeit in Dornach (CH), Waldorflehrerin in Ottersberg bei Bremen.
Phase der Umorientierung mit verschiedenen Tätigkeiten (Bäckerei, Gemüsehandel, Altenpflege), anschließend Heileurythmie-Ausbildung in Stuttgart, Praktikum in einer psychiatrischen Klinik in Holland.

Seit1995 als Heileurythmistin in Kiel tätig, Gestalt-Therapie-Ausbildung in Hamburg, Psychologie-Studium an der Christian-Albrechts-Universität. Diplom 2007. Seit 2010 als Psychologin Psychiatrischen Zentrum Kropp tätig, seit 2011 in Ausbildung zur Psychologischen Psychotherapeutin.

Kontakt:

Email: sab-petersen@web.de